高年
年時代のメンタルヘルス

竹中晃二
Takenaka Koji

a pilot of wisdom

目次

図版作成／MOTHER

はじめに

現在の50～60代の人々は企業において「働く管理職」であり、現場での仕事のほか、担当する仕事全体の段取りと部下の管理という2つの責務を日々こなさなければなりません。現場の仕事としては、自分がバリバリ働いていた40代までとは異なり、時に体力・気力の低下を感じ、また現場人としての仕事や作業能力が低下していくという感覚と日々向き合っています。しかし、この世界で「やってきた」「がんばってきた」という仕事への自負心も強く、それらの低下を素直に認められないかもしれません。あくまでも、「できる」自分に誇りを持って、日々仕事に励んでいます。このように、気持ちが若く、一見元気そう、でもどこかで不安も併せ持つ中高年を私は「ヤング中高年」と呼ぶことにします。

ヤング中高年は、仕事上の管理業務について、昨今のブラック体質への批判にさらされ、その懸念から若いスタッフに対して安易に業務を押し付けるようなことができません。そんなことをすればそれだけの代償を払わないといけないことを重々承知しているからです。しかし、実際、ヤング中高年は、部下からパワハラと告発されないように自制しているだけで、さまざまなキャラクターを持つ若手部下に対してもどかしい思いを抱いているでしょう。彼らとどのように接していけばよいのかと悩みながら、自身の言動や指導の方針が定まりません。また、飲み会の席やデスクなどで彼らが自分をどのように見ているのかも気になります。上層部からは、自分の管理能力のなさを指摘する声もあり、上と下に挟まれた状態で苦悩が深まるばかりです。ヤング中高年は、管理職として、言いたいこともストレートに言えず、キリキリした毎日を過ごさざるを得ません。

世間では、人生100年時代、50〜60代はまだまだ若いと言われていますが、この年代では体力・気力が低下するだけでなく、こころをともに「病む」人が多くなっています。仕事への動機づけも高く、自分はまだ「できる」と感じている一方で、部下を持ち、難しい管理業務をこなさなければなりません。また、介護や家庭の問題、ローンなどの金銭的負担ものしかかり、公私ともにストレスを抱える人が増えています。本書では、そんなヤング中高年のこころを守り、ポジティブに生きる術《すべ》を教授するつもりです。自分のことを知り、自分のメンタルヘルスをよくすることと併せて、自分とつながる他者のメンタルヘルスをよくする方法も知り、日常生活に活《い》かしていただきたい、これが私の望みです。

本書は、この「はじめに」に続いて、第1~8章、そして「おわりに」で構成しています。第1章では「ヤング中高年の困惑」について紹介し、第2章では「日本のメンタルヘルス対策の現状」について解説します。第3章では「メンタルヘルス問題のプリベンション」、すなわち予防についての意味と方法を述べ、第4章ではヤング中高年のメンタルヘルスをさらによくする「メンタルヘルス・プロモーション――こころのABC活動」をご紹介します。続いて、第5章では「その他のメンタルヘルス・プロモーション」として、自助方略（日常生活で行えるメンタルヘルス・プロモーション活動）、ミーニングフル・アクティビティ（自分にとって価値がある活動）、余暇時間の過ごし方（週末の過ごし方）、身体活動・運動を紹介し、みなさんに具体的な実践を促します。第6章ではこれらを知識だけにとどめず、継続して効果をもたらすために行動変容、すなわち習慣化させる方法と実例を解説します。第7章では、ヤング中高年のみなさんだけでなく、みなさんの「まわりの人のメンタルヘルスをよくする」活動について、昨今の人間関係を円滑に保つヒントを紹介します。最後の第8章では、私たちが行っているメンタルヘルスの情報宣伝活動を紹介し、「おわりに」へと続きます。

以上のように、本書はメンタルヘルスについての話題を、いわゆるてんこ盛り的につなげています。しかし、読者のヤング中高年のみなさんには必ず順番通りに読んでいくことを特に勧めていません。まずは第1章をお読みいただき、「私にもあるある」とご確認いただいた後には、ご自分の興味のある章から読み進めていくことをお勧めします。どうぞ、ご自分に関係する、また気になっているところから読み始めてください。

第1章　ヤング中高年の困惑

本書を書き始めるにあたって、少しはヤング中高年の実態を紹介しておく必要があると考えます。私は早稲田大学で健康増進に関わる内容を教えており、また研究関連でさまざまな人たちと関わりがあります。ヤング中高年といって、まず思いついた人物が地方のソフトウェア開発会社に勤めていた50代のAさんです。Aさんとは、特定健診・特定保健指導で使えるiPad行動変容型プログラムの開発で一緒に仕事をさせていただきました。理系大学出身のAさんは、その人柄ゆえに社長さんの覚えもめでたく、同僚や部下からも慕われてきた社員さんです。しかし、のちに聞いた話では、彼が勤めていた会社の社長が不祥事を起こしたために業績不振に陥り、彼がその後始末を一手に引き受けさせられたとのことでした。さらに、気がついた時には、同僚や後輩はすでに転職先を決めて会社を離れ、彼が最後まで残務処理を行わざるを得なかったそうです。Aさんとはいまも時々連絡をとり合っていますが、その後、別の会社でソフトウェアの開発に携わって元気に過ごされています。彼にとって、がんばれば報われると思ってやってきた仕事ですが、気がついてみると自分だけが取り残され、ただコツコツと仕事をするだけではダメなんだと悔やんでいました。こういう人が割りを食う世の中であってはいけないのです。

ほかにも「ヤング中高年」について、簡単に取材を試みました。社員のメンタルヘルス不調などの相談に従事してきたカウンセラーであり、現在は大学教員をしている教え子のBくんに、よくある中高年社員のパターンを聞きました。

①部下の指導について困惑するヤング中高年

若い人との距離感がわからない。昔はとにかく飲みに行ったり、休日のレジャーをともにしたりすることで仕事を超えた信頼関係を築いていたつもりだが、いまの若い人は自分の時間が最優先で、まったくと言ってよいほど付き合いがない。仕事への情熱ややりがいを伝えたいけれども、そういった感情論は若い人には響かないし、かえって迷惑がられるようだ。いまは部下との関わりに迷いが生じている。

②ハラスメントとの狭間《はざま》で萎縮するヤング中高年

昔は自分も怒鳴られながら仕事を覚えてきたが、いまはその考えではダメだと思い知らされる。パワハラを行わないようにと、上層部からはしつこいぐらいに言われているが、実際どの程度以上がパワハラにあたるのかという基準がわからない。管理職研修で知識を学んではいるが、結局は主観に基づいて判断するしかない部分が多い。指示を出す側としては、萎縮してしまい、結局、十分な指導ができていないという自覚がある。実際、部下からもそう思われているようだ。

③メンタル不調者への対応に苦慮するヤング中高年

精神的に調子が悪そうな部下や精神疾患と診断されている部下がいる場合、ラインケアとして相談に乗っているものの、いわゆる「適切な」対応をすることがきわめて難しい。配慮といってもどこまで行えばよいのか、周囲の人には言ってもいいのか、など個人の裁量に任されるところが大きい。また、「自分は病気明けなので、それに沿った配慮を当然行ってもらえるのですよね?」と、当事者がたびたび主張してくることもある。

④技術革新についていけないヤング中高年

ものづくりの仕事に長年従事し、自分の中でも、自分には熟達した技術が身についていると思っていたのだが、技術革新によって管理や報告はすべてパソコン操作になり、データ管理が難しいと感じる。自身の技術を発揮する場面はあまりなく、とにかくマニュアルに沿って機械的に行うという対応ばかりである。接する時間も人よりも、ＰＣモニター相手の方が圧倒的に長い。これまでの自分の努力はなんだったのかと考えてしまう。

同じような話を思い出します。数年前になりますが、ある大手通信会社の社員を対象に、昼休みを利用して各自が持っているパソコンを利用した健康づくりプログラムを開発したことがあります。このプログラムは、動画を用いたウェブ配信によって健康行動の変容を促すというものでした。その時、私たちは、大手の通信会社の社員さんは年齢にかかわらず、すべてのパソコン操作に詳しいものと思っていました。しかし、通信会社の社員であったとしても、最近の技術進歩のスピードはすさまじく、実際は中高年者が操作する工程でトラブルが多くありました。彼らは若手に聞くばかりで思うように開始できなかったり、開始したとしても操作がうまくいかずに途中で中断してしまったという記憶があります。特に日進月歩で進むパソコンやウェブの世界についていくことの難しさを感じているヤング中高年も多いはずです。

若い人からのプレッシャーも気になるところです。情報内容は日々進化し、変わっていきます。若い人は情報に触れる機会やそのためのツールも多く持っており、その量や頻度はヤング中高年の比ではありません。

管理職としての働きづらさ

現在も、別のある通信会社と一緒に健康づくりの行動変容、つまり結果を出すために行動を変えてもらうプログラム開発を一緒に始めようとしています。そこで、その会社に勤める管理職であるヤング中高年の悩みを聞きました。彼らの職場環境は、一般的な会社の管理職と少し異なるかもしれません。以下、現在の管理職が職場で直面している悩みをまとめてみましょう。

①雇用体系の変化

ジョブローテーションを行うなどジェネラリストを育てる仕組みで会社人生を過ごしてきて、この年齢になってから「専門性がない」と言われるのはとてもつらい。

②人材流動化

この歳《とし》で新しく転職先を探すのはとても難しく、教育や住宅ローンなどで一番お金がかかる年齢なので危険を冒すことができない。

③流行りの「リスキリング」

リスキリング（reskilling）とは、働き方の多様化や技術の進展などによる産業構造の変化によって、今後新たに発生する業種や職種に順応するための知識やスキルを習得する再教育である。しかし、自分では素直に認めたくはないものの、老化が進んでおり、常に新しいことを勉強し続けなければならないのはつらい。

④テレワーク関連の悩み

頻繁に行うオンライン会議では、内容が記憶に残らず、忘れがちになり、一生懸命メモをとっていると会議での議論についていけない。部下の指導については、上司が見ていないと仕事をしないのではないかという話があるが、実際は逆で、ついつい働き過ぎている人が多く、リモートでの人の管理が難しい。

⑤情報量の多さ

仕事に関わる情報量が多過ぎて、すべてに目を通しきれない。新型コロナウイルス感染症（以後コロナと略す）以降、動画やオンラインセミナーなどが多くなっており、それらの視聴に時間がかかり過ぎて、本来の仕事の情報に目を通せない。若手の部下の方がよく知っていてつらい。

⑥個人情報の取り扱い

社員のメンタルヘルス問題は、最近、情報として共有されなくなっている。そのため、誰に対して、どこまで注意が必要なのかがわからないままである。

⑦外国人の部下との関係

英語が話せて当たり前という時代に、十分に話せていないのはつらい。また、できているように振る舞うのにも限界がある。

⑧ダイバーシティ、インクルージョン

ダイバーシティ（diversity）とは、多様性を意味し、集団において年齢、性別、人種、宗教、趣味嗜好《しこう》などさまざまな属性の人が集まった状態のことをいう。また、インクルージョン（inclusion）とは、組織内にいる誰もがその組織に受け入れられ、認められると実感できる状態をいう。しかし、実際には企業文化はすぐに変わっておらず、ダイバーシティやインクルージョンに関わる活動において生じる軋轢《あつれき》は、間に立つ管理職が負うことになる。

⑨意思決定

現在では、お役所仕事と言われるように、会社の中で意思決定の役割を担う上層部の人がすぐさま決断できないでいるために、従来の基準でものを見てしまったり、前例にないことを行おうとしなかったりする風潮がある。上層部と若手の間に立ち、両方の言い分も理解できるために立ち位置が難しい。

いまの時代、ビジネスの動きははやく、素早い意思決定力が重要と思われています。そのため、会社の中でストップをかける上司を無能な人たちと攻撃する風潮があります。しかし、物事の判断には、幹になるもの、主体となるものがあり、そういうものはいまも昔も変わらないでしょう。状況を客観的に判断し、これまで培った経験から自信を持って最適な答えを導き出す、これこそがヤング中高年にもっとも求められることです。それは、言葉を変えると「信念」かなと思います。ただ、ものの考え方は柔軟に、さらにチャレンジ精神も必要で、中高年だからといって、そういう「信念」を持てないということはありません。ヤング中高年には、面白いことをやってやろうという精神に加えて、幹となる問題解決のスキルを持ち合わせているかが未来を開くキーとなるのでしょう。

外資系企業のしんどさ

私が教える早稲田大学の人間科学部には通信教育課程が備わっています。ここに入学してきた社会人は、若い時に大学に行けなかったので大学卒業を目指すという人から、すでに大学は卒業しているけれども自己研鑽《けんさん》、特に学んだ知識を現在の仕事に活かしたいという目的で入学してこられる人までさまざまです。しかし、従来の仕事や家庭生活をこなしながら、週に数コマある講義を深夜までかかって視聴しなければならないこと、加えてレポート・試験に追われる生活は結構ハードなものです。社会人学生は自分で授業料を支払っていることもあり、授業への期待度も高く、私たち教員もプレッシャーを感じながらしっかりとサポートしなければなりません。

からだの健康づくりやメンタルヘルスの改善を中心にした私の講義を受講したことがきっかけで、ゼミに入り、卒業論文の執筆にまで結びつける社会人学生がいます。また、ゼミに入らないにしても、毎週、電子掲示板にご自分の仕事に関連した質問や意見、問い合わせをしてくる人もいます。そういう社会人の中でも、50代のCさんは外資系企業の人事部にお勤めで、社員のストレス対策に興味を持たれて私の卒研ゼミに入ってこられました。外資系といっても半導体関連の企業では、M&A、すなわち合併と買収の繰り返しが常態化しており、Cさんが大卒後に就職して以来、会社の名前が4回変わったとのことでした。外資系の企業は、給料が高く、しかし求められる成果はきついので、優秀な技術職社員がメンタルヘルスを悪くして辞めることも多いようです。そういう姿を見て、Cさんは、優秀な社員が辞めていくのは結果的に企業にとってマイナスでしかないということを強く訴えていました。Cさんは、社員のストレスを早期に評価し、その評価に基づいて早期に介入するシステムを考え、その内容を卒論に結びつけました。

ここでは、Cさんからお聞きした、外資系社員のストレスについて、そしてその行き着くところについて簡単に紹介します。外資系企業で働く社員のストレス要因は、仕事に関して大きく2つあると聞いています。1つ目は、時差によるストレスです。ヨーロッパや北米など海外とのやり取りが多く、時差があるのに会議やミーティングが急遽《きゅうきょ》開催され、日本では深夜や早朝の時間帯にセッティングされることが多いそうです。そのため、日本にいる社員、特に管理職は、時間管理をうまくしないと長時間の残業につながり、睡眠不足に陥り、結果としてメンタル面の不調の一因となってしまいます。

2つ目は、外国のお国柄、文化や考え方の違いからくるストレスです。国によって意思決定や仕事のプロセス、時間管理に関する考え方に大きな違いがあり、国民性も相まって、これらの違いをうまく咀嚼《そしゃく》し、その上で日本の会社のプレゼンスを示すという難題をこなさないといけないそうです。この違いは中高年層にとってプレッシャーとなり、この状態が長く続くとメンタルヘルス不調、そして休職に発展し、最悪の場合は退職となるケースもあるとのことでした。

現在、世界的な半導体不足が続いており、Cさんの企業では海外との取引を行う部門は納期調整のために繁忙期が一年中続いており、大変な状態にあります。頻繁なM&Aによる従業員のストレスも大きく、方針や制度、規程などが大きく変わるため、新制度や新会社に慣れるまでに、中堅社員といえどもまるで新入社員と同じ状況であるということでした。また、買収された部門の社員の方が、買収した側の社員よりもストレスが大きいという調査結果（社内アンケート）もあるそうです。このように、給料も高く、ドライな感覚で働けると一見思われがちな外資系企業であっても、ヤング中高年の苦悩は続いています。

外資系企業でなくても、昨今は業務がグローバル化しており、Cさんのような苦労をされているヤング中高年も多いはずです。

部下、若い社員との軋轢

上司と部下の間には必ずなんらかの軋轢が生じるものです。それは、仕事上のことから何気ない日常のことまで内容はさまざまです。例えば、最近の若い社員は、朝出勤してもこちらから挨拶をしない限り、自分からは挨拶をしない傾向があるようです。会社内で上司への挨拶は必須と心得てきたヤング中高年にとっては、無礼な態度と映るでしょうし、イライラもするでしょう。もちろん、挨拶は強制するものではなく、無理やりに求めるものでもありません。

しかし、挨拶のようにちょっとしたことから仕事の内容までの齟齬《そご》が原因で、思わず怒りが爆発し、言い過ぎてしまって結果的にパワハラまがいの行動をとってしまうことがあります。たいていの場合、ヤング中高年は、過去の実績や自分のキャリアについてのプライドが邪魔をしてしまうからですが、部下の方も上司からの指示だけに従って仕事を行えばよいということではありません。彼らは自分なりに仕事を覚えなければいけません。上司を乗り越えようとするのは当然のことです。ヤング中高年も若い時に、煮えきらない、決断できない上司を無能と思って怒りを募らせた経験があったかと思います。

若者の態度が生意気だと考えてしまうのは仕方がないとして、この状況を親と子の関係に置き換えて考えればわかりやすくなります。子は親の庇護《ひご》のもとで育っていきます。親の保護のもとで成長もないままに過ごし、年齢だけ大人になっている人もいます。そういう人には未来がありそうにないのですが、ほとんどの場合、子は自立して育っていくものです。子が自立する過程では必ず親との葛藤が生まれます。それが、子が親を乗り越える時なのです。そこで、親が自分の考えを通して頭ごなしに叱りつけるとどのようになるかを想像してみましょう。子にとって、時間がたてばわかってくることもその時点では納得できないことが多いものです。子も親になってようやく、世間との折り合いの付け方を学んでいくのです。そう考えると上司と部下の間の軋轢も少しは理解できるかもしれません。

ここで考えていただきたいのです。パワハラにならないで関係性をよくするためには、「たて（上下）」の関係を「よこ（平等）」の関係に代える「関係性の再考」が必要です。彼らを友人や仲間と思えば、いつも決まったように挨拶をしなくても、自分から「おう」と言い、「お疲れ様です」と返事される程度の挨拶ができればよいわけです。ヤング中高年は、腹立たしい状況をうまく「収める知恵」も持っておくべきです。

ストレスがなくならない社会で過ごす私たち

厚生労働省が発表した「令和2年『労働安全衛生調査（実態調査）』の概況」（2021）では、事業所対象と個人対象の2種類の調査が行われています。事業所対象の調査の結果、メンタルヘルス不調によって連続1ヵ月以上休業した労働者、または退職した労働者がいた事業所の割合は9・2％となっており、このうち連続1ヵ月以上休業した労働者がいた事業所の割合は7・8％、退職した労働者がいた事業所の割合は3・7％でした。また、メンタルヘルス不調によって連続1ヵ月以上休業した労働者の割合は0・4%、退職した労働者の割合は0・1%となっています。メンタルヘルス不調による休職や退職はいまやどこの事業所においても生じています。

一方、個人調査では、現在の仕事や職業生活に関する内容の中で強い不安やストレスと感じる事柄があると回答した労働者の割合は54・2%となっており、特に50歳台では58・3%と、ほかの年齢層と比べてきわめて多いことがわかっています。50歳台においてストレスとなっている事柄を見ると、「仕事の量・質」が62・9%ともっとも多くなっています。ヤング中高年は、仕事の量・質だけでなく、対外的な仕事や部下との人間関係に気を配る必要があり、若年層とは異なるタイプのストレスにさらされているのです。

「人びとを病むべく導きながら、健やかにと命じる」システム

ヤング中高年に限らず、私たちのこころが病みやすい現在の社会的背景について少し触れてみましょう。だいぶ前になってしまいますが、大学の同僚から勧められ、ジャーナリストの辺見庸さんの著書『しのびよる破局 生体の悲鳴が聞こえるか』(角川文庫)を読む

機会がありました。この著書の中で、辺見さんは資本主義を以下のようにたとえています。

資本主義とは（中略）端的にいって、それは〈人びとを病むべく導きながら、健やかにと命じる〉システムです。（中略）資本主義はさらに、この世のありとある異なった「質」を、お金という同質の「量」に自動転換していく装置でもあります。

この本によれば、ケインズは1930年頃に、20世紀末には週に15時間程度働けば暮らせるようになり、生活の質も上がると予言していたそうです。しかし、実際にはそうはならずに、労働はどんどん過酷になり、現在のような競争主義、業績主義が不平等を拡大させ、その結果、うつが蔓延《まんえん》してきたと述べています。

人々は、他人の苦しみに対して鈍感で、格差社会は当たり前のこと、努力しないからそのようになるのだと考えてしまい、一方で、自分のしんどさには敏感で、自分の権利について声高に主張します。こういう醜さも、競争主義、業績主義がますます進んできた結果なのでしょう。経済や社会のことに疎い私には、少し過激だと思える辺見さんの文章ではありましたが、現在のうつ病の蔓延、自殺者の増加、健康問題の増加などいちいち頷《うなず》くことがありました。お金を稼いでよい生活をすることだけが人の幸せではないということを考えさせられます。

仕事で結果を出せない人はもちろんつらいのですが、結果を出せる人でも次のノルマや目標値が上がればいつまでも一人勝ちが続かないことを知るべきです。「がんばれば健やかになれると命じられながら、病むべき方向に導かれていく社会」において、私たちがそういう社会で賢く暮らす知恵を持つことが重要です。いつも1等賞をねらうのではなく、3等賞や4等賞に甘んじながら長く賞を貰《もら》い続けることも新しい価値かもしれません。

ヤング中高年は、がんばって仕事をすれば、その対価が手に入った時代にしっかり仕事をしてきた人々です。しかし、時代が変わり、過去の反省やジェネレーション・ギャップが広がり、仕事のやり方、生き方、生活の送り方について考え方も価値観も多様化しています。そういう多様化に即座に適応できないでいるヤング中高年の悩みは深まるばかりです。加えて、この年代の男性は、家庭において、父母の世話、子どもの進路など、パートナーなどに任せてきたつけがいまになって重くのしかかっています。一方、女性は男性の悩みに加え、職場ではいまも残るジェンダーギャップにも苦しんでいます。

メンタルヘルス不調になってしまった人の原因を知っておく

私の専門は、人々に対して、さまざまな疾患の予防に関わる行動変容、すなわち「予防」に関係する活動をいかに続けさせるかについての研究です。メンタルヘルス不調に「なってしまった人」の回復に関わるアプローチ、いわゆる臨床心理学や精神医学ではありませんので、メンタルヘルス不調で休職した人たちに直接お会いして、様子を伺ったことがあるわけではありません。そのため、復職支援専門の会社に勤めていた研究室のＯＢの方々に聞いてみたところ、メンタルヘルス不調に陥った人のストレスの原因、すなわちストレッサーは、以下のように、大きく7種類に分けられました。

それらは、①仕事量、②仕事の内容、③相談相手の欠如、④環境変化、⑤対人対応の不得手、⑥自信の欠如、⑦家庭内のストレス、です。以下、それぞれについて、そしてその後の初期症状、深刻化していく様子について簡単にイメージで紹介します。

①仕事量が多い
毎日、目一杯働いていて、帰りはいつも遅くなる。休日も出勤、もしくは、自宅にいてもメール対応などやらなければいけないことが山積し、焦るばかりで仕事がはかどらない。集中力も低下する。からだの疲れもとれない。職場に行く気力がわかない。仕事のない休みの日も楽しいと思えない。食欲もなくなってきて、疲れきっているのに眠れない。

②仕事の内容が合わない
これまでしてきた業務とは異なる領域での新規プロジェクトの責任者となり、新しい分野の情報入手やアップデートなども行わねばならず、スケジュールが相当に遅れている。上司からはせっつかれるし、プロジェクトのことが休みの日でも頭から離れない。日常でうまく頭が働かず、職場で簡単なミスが増えてきた。眠りも浅く、朝起きようとしても起きられない。自分を責める思考が強くなる。考えがまとまらない。いくら眠っても寝た気がしない。

③相談相手がいない
仕事でミスを犯して以降、上司からの指導が厳しい。ほかの人も忙しそうで、誰にも相

ストレッサー（ストレスの原因）

①仕事量

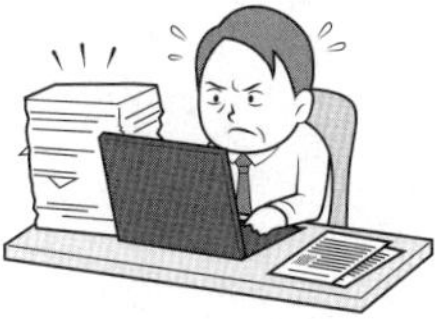

②仕事の内容

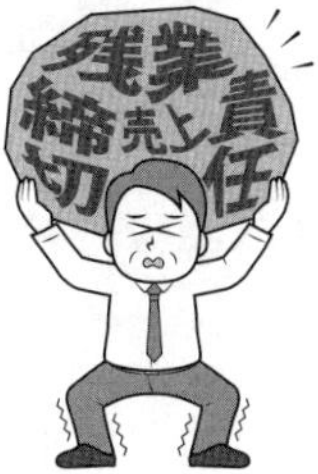

③相談相手の欠如

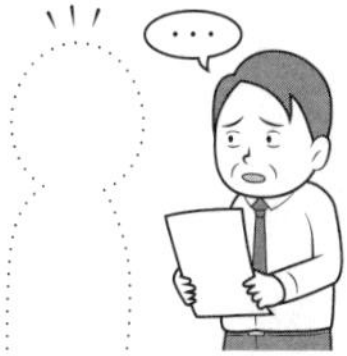

④環境変化

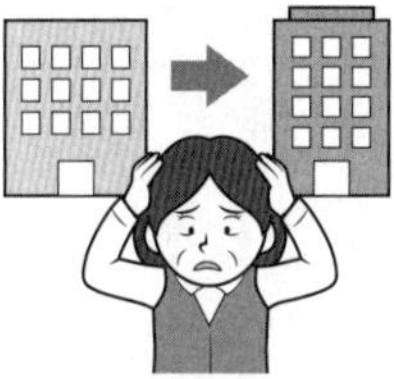

⑤対人対応の不得手

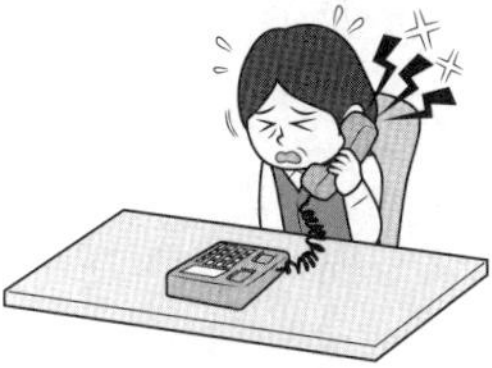

⑥自信の欠如

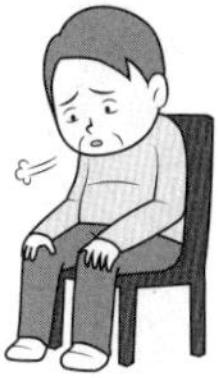

⑦家庭内のストレス

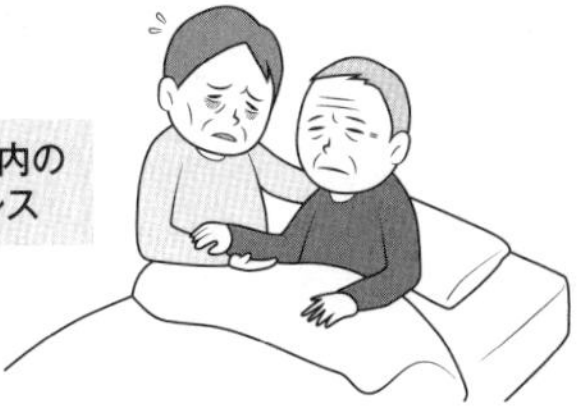

談できない。職場に行くことへの不安が徐々に高まっていき、孤独を感じることも多くなってきた。気持ちが沈みがちになる。職場へ行くことが、不安から「恐怖」に変わる。駅まで行ったが足が動かなくなり、そのまま帰宅してしまう。

④環境が変化した

新しい職場に異動してきたが、その職場の風土が合わない。雰囲気は閉鎖的と感じ、異動した者にとっては慣れるのが大変である。新しいやり方に慣れないし、以前の職場がよかったと思うばかりである。強い孤独感に襲われる。職場へ行くことが苦痛になり、朝起きようとしても起きられない。食欲・睡眠の質が低下し体調不良になる。

⑤対人対応が不得手である

無理難題を言ってくる顧客に対しても、うまく接しなければならず、顧客と会いたくない。職場や顧客のところへ行くことが苦痛となり、緊張が続き心身の疲労が溜まる。仕事や趣味など、意欲がわかなくなる。無気力、無感情になる（燃え尽き症候群）。

⑥自信が欠如する（転職者や新卒者にありがち）

意欲に燃えて始めた仕事であるが、うまくいかないことが多い。うまくいっていないことを管理職に知られたくない。ほかの人はうまくやっているように見えて、この仕事が自分に合っていないと感じ始める。ほかの同年代と比較して焦る、劣等感を持ちやすくなる。職場へ行く意義が見いだせなくなる。趣味や家事など、日常に関わる行動にも関心や自信がなくなる。職場へ行く意欲を失い、出勤することが困難になる。

⑦家庭内の問題でストレスが高まる

妻（夫）などのパートナー、または子どもの問題で悩んでいる。親の介護で負担が大きい。持病の身体疾患があり、そのことで不安が強い。家庭での疲労感が抜けず、仕事に集中できない。仕事と家庭（疾患）の両方の負担がきつくなってくる。総合的な負担がピークとなり、職場へ行く意欲が失われてしまう。将来について悲観的に考えてしまう。

以上の例は職場や家庭で起こりそうなストレスの内容として知っておくべきです。

メンタルヘルス不調に導かれていく過程

一般にメンタルヘルス不調へと導かれていく過程では、行動、身体、認知の不調が相互に関連し合います。それはまるで負の螺旋《らせん》階段を下っていくようなものです。行動に関しては、例えば以前行っていた活動であったり、楽しみのための活動について興味がなくなり、活動自体を行わなくなっていきます。同様に、身体にも反応が出てきます。疲労感が増え、入眠が悪くなり、眠ったとしても夜中に何回も目が覚める、早朝に覚醒するなどです。また、体重の急激な減少や増加が目立ってきます。最後に認知ですが、頭の中で考えることがしっかりしない、集中力が低下する、焦燥感、罪悪感、自分が役に立たない人間と考え、将来を悲観するようになっていきます。これら行動、身体、認知のそれぞれの不調は、自分では気づかないうちに進行し、そんな時、私たちはからだを休めることばかりを考えますが、じっと待っているだけでは負の螺旋階段を降下することからもとの状態にもどすことは難しいのです。

気分の不調が続くと以下の3つの活動が減っていきます。

1つ目は、日々の「決まりきった活動」であり、掃除、洗濯、買い物、運転など日常生活で行っていた活動です。例えば、掃除を行わないでいると部屋は汚れ放題、荒《すさ》んだ生活

負の影響と相互作用

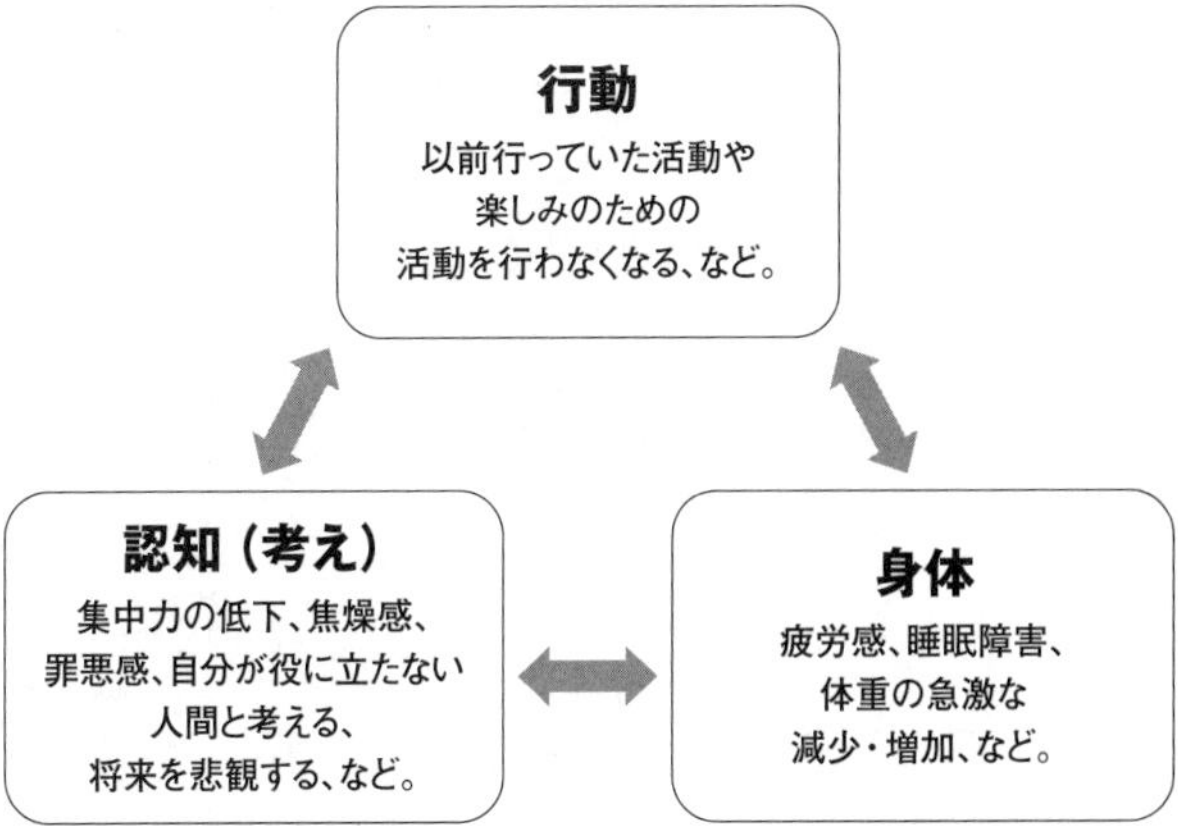
行動
以前行っていた活動や
楽しみのための
活動を行わなくなる、など。
認知（考え）
集中力の低下、焦燥感、
罪悪感、自分が役に立たない
人間と考える、
将来を悲観する、など。
身体
疲労感、睡眠障害、
体重の急激な
減少・増加、など。

を続けることになり、事態は悪化していきます。２つ目は、「楽しみの活動」です。友人とのおしゃべり、趣味、スポーツなどいままで楽しいと思って行っていた活動を行わなくなることで、こころへの報酬が減り、無力感が増幅されます。最後の活動は、行わなければ生活が成り立たなくなる「必要な活動」です。銀行や郵便局に行って振り込みや預金の手続きを行う、家賃を支払うなど行わなければ生活が成り立たなくなってしまう活動です。これら３種類の活動を行わないでいる、つまり嫌なことを避ける、またその場をなんとかやり過ごすということで、当初は自分を守ることができるかもしれません。しかし、これ

らの活動が減ってくる、また行わなくなることで社会生活に支障が出て、ますます気分の不調が進み、うつ病や不安障害に発展しやすくなります。

たとえ、これらの活動の低下に気づき始めたとして、実際に私たちがとる対応は限られています。

①気分の不調に気づく

なんとなくしんどい、気持ちが重いなどの気分症状は、たいてい、放置されます。そのうちもとにもどるだろうと考え、気晴らしに過度な飲酒や喫煙など不健康な行動を行うことによって事態はますます悪化していきます。しかも、その結果は、こころだけでなく、からだの疾患を発症させることにもなります。

②深刻さに気づく

少し深刻になってきたことが自覚できたとしても、まわりの人の目が気になる、スティグマ（偏見）を感じるなどしてしまいます。自分でなんとかできるという思いから、上司に、また同僚に相談したり、専門家へ援助を要請したりすることを渋ることになります。

活動低下

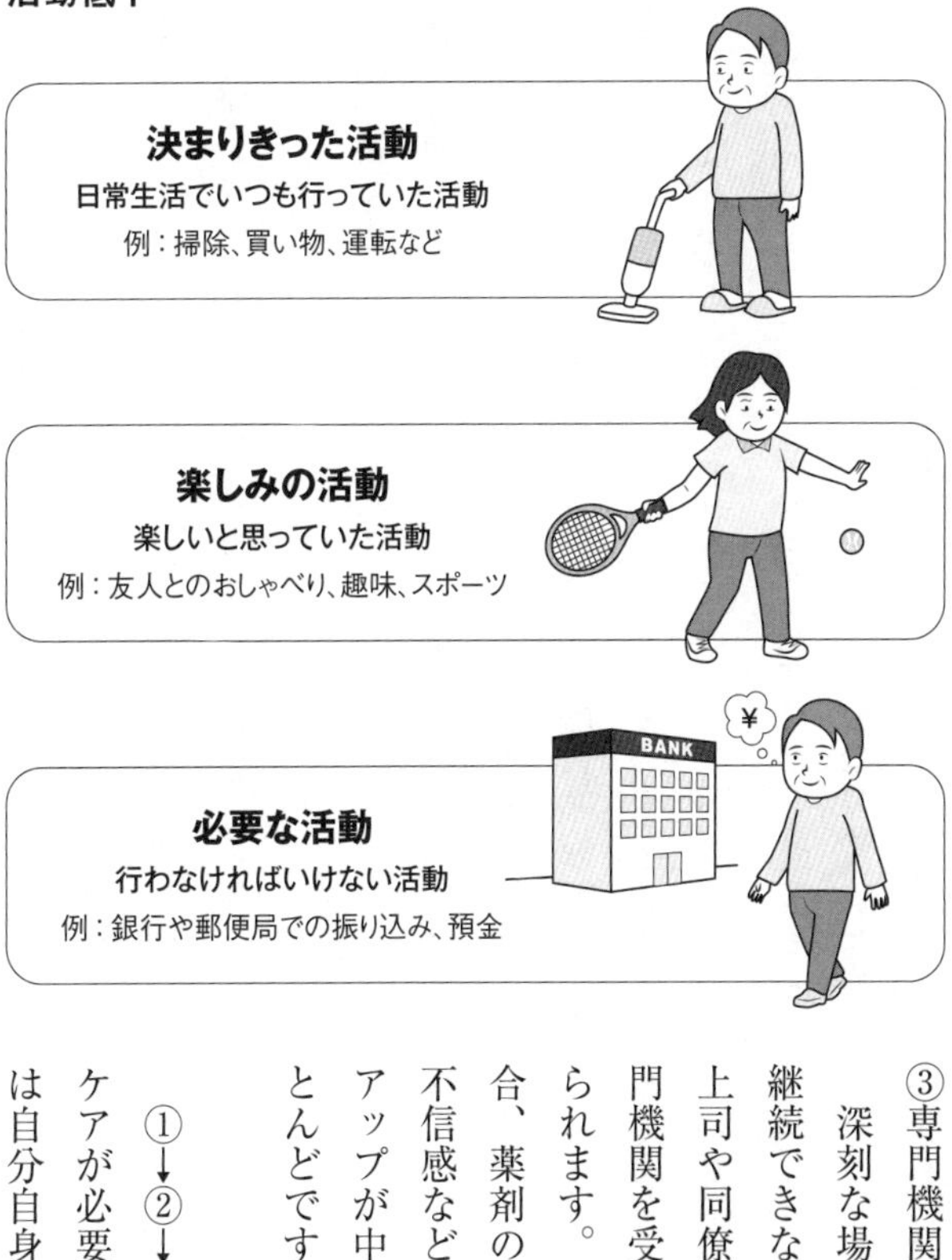
決まりきった活動
日常生活でいつも行っていた活動
例：掃除、買い物、運転など
楽しみの活動
楽しいと思っていた活動
例：友人とのおしゃべり、趣味、スポーツ
BANK
¥
必要な活動
行わなければいけない活動
例：銀行や郵便局での振り込み、預金

③専門機関の利用

深刻な場合、従来の仕事が継続できない、また心配した上司や同僚から精神科など専門機関を受診することを勧められます。しかし、多くの場合、薬剤の副作用や医師への不信感などによってフォローアップが中断されることがほとんどです。

①→②→③には、段階的なケアが必要です。例えば①では自分自身でできる活動、の

ちに第5章で説明しますが、セルフケア、つまり自身でなんらかの活動を行うことで回復を促すことができます。しかし、②と③の場合、放置していると一気に悪化するということを理解する必要があります。要は、①の段階で早期の対処（他者からの援助を求めたり、自助方略を行う）によって回復できることを知っておくべきです。

予防の目を持つ重要性

私の専門は、先にも述べたように予防活動に関わる健康心理学です。人は、体重が増えた、健診の結果がよくなかった、など、さまざまな理由で、タバコをやめよう、健康的な食事をしようと頭の中で考えますが、実際に始めることができている人はそれほど多くありません。また、始めたとしてもほとんどの人が1年以内にやめてしまいます。少し古いデータではありますが、欧米では、6ヵ月以内に50％の人が運動をやめてしまうという調査結果があります（Dishman, 2001; Sallis, Hovel, & Hofstetter, 1992）。私は、さまざまな健康行動を人に始めさせ、続けさせる、さらにはやめてしまうことを予防するという健康行動変容、すなわち健康行動の開始、継続および逆もどり予防に関する研究を行っています。

私のもうひとつの研究は、「メンタルヘルス・プロモーション」です。まだ聞《き》き馴染《なじ》みがない方も多いかもしれません。これは、メンタルヘルス不調を予防するストレスマネジメントの役割を超えて、メンタルヘルスをよくする活動を実施することです。人はこういう活動を行っていればメンタルヘルスがよい状態でいられるということを頭の中でわかっていたとしても、その活動を継続することは簡単ではありません。そのため、メンタルヘルス・プロモーションにおいても行動変容の知恵が必要なのです。ただし、そのヒントは、毎日の何気ない活動にあります。

第2章　日本のメンタルヘルス対策の現状

第2章では、日本で現在行われているメンタルヘルス対策について考えてみましょう。精神疾患の中でも特にうつ病や不安障害は、患者にとってきわめて高負担な疾患となっています。精神疾患と言わないまでも、抑うつ状態や不安が続くと、仕事や家庭など社会生活の中でさまざまな不具合が出てきます。従来のメンタルヘルス問題への対応としては、重度が高い場合、専門の医療機関を受診し、薬物療法や精神療法が行われ、回復が進めば段階的に、こころのリハビリテーション、すなわち復帰プログラムに参加します。また、医療や心理の専門家のほか、支援人材を育てるために、例えばゲートキーパー研修など自殺予防への取り組みも行われています。しかし、いずれも重いメンタルヘルス問題を抱える人たちを対象に想定した内容に限られています。このように現在までのメンタルヘルス問題への対策は、重度対応が中心であり、しかも援助要請を受けたがらない、また受けたとしても途中でやめてしまうなど、システムからの漏れも指摘されています。

最近では、労働安全衛生法に基づき、50人以上が雇用されている企業においてストレスチェック制度が義務化されています。現在、労働者数50人以上の事業場では、ストレスチェックを実施している割合は84・9％と比較的高いという報告があります。この制度では、従業員のストレスの程度を評価する質問紙調査の結果に応じて、希望があれば、産業医や心理士、保健師などの専門職者と面接を行い、仕事環境や仕事の内容を整える配慮がなされます。この制度は、ストレスチェックによって早期発見、そして早期回復をねらった試みと考えられます。しかし、なんとなく気分が重い、しんどいという軽度の気分症状に対して、緩和支援として組織ぐるみの対策は十分行われているとは言えません。

実際、軽度のメンタルヘルス問題を抱える人たちの回復支援にはどのような対策が設けられているでしょうか。職場においてメンタルヘルス研修が設けられ、メンタルヘルス不調にならないように注意が喚起されます。また、ヤング中高年もご存じのように、管理職を対象に職場や部下への関わり方についての研修も行われています。しかし、知識を超えて実践できるほどに普及が進んでいるとは思えません。

みなさんは、メンタルヘルス問題を抱え込まないように、という予防に焦点を絞ったアプローチを超えたポジティブ・メンタルヘルス、すなわちメンタルヘルスをよい状態に保つための方法をご存じでしょうか。からだのヘルスプロモーションについては、「運動しましょう」、「禁煙しましょう」、「バランスのよい食事を摂りましょう」というように積極的な啓蒙《けいもう》活動が、ポスターの掲示やリーフレットの配布によって、あるいは新聞やテレビの番組、雑誌や書籍、さらにSNSなどを通じて行われています。しかし、「メンタルヘルスを悪くしないように気をつけましょう」、さらには「メンタルヘルスをよくしましょう」というようなメンタルヘルスに関するプロモーション活動はほとんど行われておらず、たとえ行われていたとしても、その目的を達成するためになにをどのくらい行えばよいのかという具体的な方法が明示されてはいません。

メンタルヘルス不調の実態を把握する難しさ

からだの健康については、健診や検診の結果が検査項目によって標準化されており、決められた数値を超えれば、特定の病気が疑われたり、再検査などさらに精密な検査を行って病気の兆候があったりすれば治療へとつなぎます。メンタルヘルスについてはどうでしょうか。メンタルヘルス問題の実態を把握することの難しさは、ご本人のしんどさだけでなく、周囲の人の判断、また仕事や生活への影響の程度や範囲の広さにあります。しかし、どの程度が対策が必要で、どの程度までが様子を見ていたらよいのかという基準がありません。対策を行う、また受け入れるか否かの判断は、最終的に本人の主観にも依存しています。本人が「なんとかなる」、「大丈夫」と言えば、周囲の人はそれ以上踏み込んで治療を勧めることが難しいのです。

試しにご自分の主観でメンタルヘルスの状態を「K６」調査というものを用いて評価してみましょう。K６調査は、米国のKesslerらによってうつ病・不安障害などの精神疾患をスクリーニングすることを目的として開発され、一般住民を対象とした調査において心理的ストレスを含むなんらかの精神的な問題の程度を表す指標とされています（Furukawa et al., 2008）。

次ページの質問に示すように、「神経過敏に感じましたか」、「絶望的だと感じましたか」、「そわそわ、落ち着かなく感じましたか」などの６つの質問について、５件法、すなわち、「まったくない」（０点）、「少しだけ」（１点）、「ときどき」（２点）、「たいてい」（３点）、「いつも」（４点）で得点化します。合計点が高いほど精神的な問題が重い可能性がありま

K6調査表

「まったくない」(0点)、「少しだけ」(1点)、「ときどき」(2点)、
「たいてい」(3点)、「いつも」(4点) で得点化する

Q1：神経過敏に感じましたか

Q2：絶望的だと感じましたか

Q3：そわそわ、落ち着かなく感じましたか

Q4：気分が沈み込んで、
何が起こっても気が晴れないように感じましたか

Q5：何をするのも骨折りだと感じましたか

Q6：自分は価値のない人間だと感じましたか

出典：Furukawa, T., Kawakami, N., Saitoh, M., Ono, Y., Nakane, Y., Nakamura, Y., ...Kikkawa, T. (2008). The performance of the Japanese version of the K6 and K10 in the World Mental Health Survey Japan. *International Journal of Methods in Psychiatric Research*, 17(3), 152–158.　ストレス・災害時こころの情報支援センター(2021).「国民生活基礎調査・K6」「K6説明」Retrieved from https://saigai-kokoro.ncnp.go.jp/pdf/K6setsumei.pdf (2022年7月26日閲覧)

す。しかし、その程度はあくまでもご本人の主観に任され、例えば企業のストレスチェックで行われている職業性ストレス簡易調査票もその域を出ていません。

さて、メンタルヘルス不調とは、「精神および行動の障害に分類される精神障害や自殺のみならず、ストレスや強い悩み、不安など、労働者の心身の健康、社会生活および生活の質に影響を与える可能性のある精神的および行動上

の問題を幅広く含むもの」（厚生労働省2015）と定義されています。この定義に従えば、症状が重い対象者は専門の医療機関を受診し、治療を行い、ある程度の条件のもとで仕事を続けますが、休職を余儀なくされることもあります。

厚生労働省（2019）が3年ごとに実施している患者調査によれば、２０１１年の精神疾患の患者数は約３２０万人で、２０１４年には約３９２万人、２０１７年には約４１９万人と患者数が増え続けています。この精神疾患において多い病気は、気分（感情）障害、神経症性障害、ストレス関連障害、身体表現性障害、統合失調症です。しかし、これらの統計は医療機関を受診した患者数であり、受診していない人や通院を途中でやめてしまった人の数は含まれていません。さらに、毎日をなんとなくしんどい思いをしながら過ごしている軽度の気分症状を示す人たちもメンタルヘルス不調という定義の中に含まれていますが、不調の範囲がきわめて広いために実態が把握されていません。

実際、軽度の気分症状を抱える人々は社会に多くいらっしゃいます。労働政策研究・研修機構（2016）の調査では、過去3年間に「落ち込んだり、やる気が起きないなどの精神的な不調（メンタルヘルス上の不調）」を感じたことがある人の割合は25・７％にのぼっており、そのうち76・5％は専門的な治療なしに生活を送っています。これら気分症状の影響は、仕事の効率を低下させ、健全な人間関係を損なうなど、個人だけでなく、家族、組織、そして社会に悪影響を及ぼしています。すなわち、問題は、気分症状の程度だけでなく、その症状が継続することによって生じている、仕事や家庭を含む社会生活への影響です。そのため、Jorm & Griffiths（2006）が述べているように、精神疾患と診断された患者の回復とは別に、多くの人たちが抱える気分症状を改善・回復できれば、経済的、社会的な負担を大きく緩和できると考えられています。

メンタルヘルスケアとは？

一般に、メンタルヘルスケアとは、精神疾患やメンタルヘルス問題を抱える人々に対して、治療を行ったり、彼らのメンタルヘルスの状態を緩和したりすることを意味します。しかし、誰がどのように行うのか、どこで行うか、どのような程度の対象者に行うかなどの定義が必ずしも明確に示されているわけではありません。プライマリケア、すなわち1次医療の概念に従えば、かかりつけ医や一般開業医が中心となり、メンタルヘルス問題を抱える人々に対して、特に症状が穏やかな段階の患者に有効な治療を行い、さらにより重篤な患者には専門の医療サービスに照会するという役割を担っています。しかし、メンタルヘルスケアが意味するケアには、単に臨床的な治療だけに限らず、誰もが陥るこころの問題について、いかに効果的に予防やそのプロモーション活動を行わせるかという課題も含まれます。

厚生労働省が作成している「こころの耳　働く人のメンタルヘルス・ポータルサイト」では、「メンタルヘルス対策（心の健康確保対策）」に関して国が行っている施策について、その概要がまとめられています（https://kokoro.mhlw.go.jp/guideline/guideline-mental-health/）。その中で、「労働者の心の健康の保持増進のための指針第6号」（2015）では、メンタルヘルスケアの基本的考え方をはじめ、メンタルヘルスケアが適切かつ有効に実施されるように原則的な実施方法を定めています。

この指針では、次ページに示すように、実施にあたって4つのケアを行うことが推奨され、それらは「セルフケア（自身で行うケア）」、「ラインによるケア（上司や仕事のグループで行うケア）」、「事業場内産業保健スタッフ等によるケア（事業場内の専門家、準専門家が行

厚生労働省（2006）が示したメンタルヘルスケアの考え方

1. セルフケア

労働者が自身で行うケア、すなわちセルフケアを指し、研修などを通じてメンタルヘルスについての基本を学び、自身のストレス状態を把握しながらメンタルヘルスを悪くさせないように気をつける。年に1回の実施が義務付けられているストレスチェックによる判定で心身の状況を把握する。

例：ストレスやメンタルヘルスに対する正しい理解、ストレスへの気づき、ストレスへの対処など。

2. ラインによるケア

部下を持つ管理監督者が行うケアのことを指し、職場環境の改善や部下のメンタルヘルスについて早期に把握して対応を行う。

例：職場環境等の把握と改善、労働者からの相談対応、職場復帰における支援など。

3. 事業場内産業保健スタッフ等によるケア

50人以上が雇用されている事業所には産業医を選定し、規模が大きい会社では産業医のほか保健師や看護師、心理士などが在籍し、労働者のメンタルケアを行う。事業場内産業保健スタッフ等は、セルフケアおよびラインによるケアが効果的に実施されるように労働者および管理監督者に対する支援を行うとともに、心の健康づくり計画の実施に当たって中心的な役割を担う。

例：具体的なメンタルヘルスケアの実施に関する企画立案、個人の健康情報の取扱い、事業場外資源とのネットワークの形成やその窓口、職場復帰における支援など。

4. 事業場外資源によるケア

メンタルヘルスについて専門知識や支援の経験を持つ専門的な機関がアドバイスやサポートを行い、事業所の産業保健スタッフと外部の専門機関が協力して効果的な施策を実施する。

例：情報提供や助言を受けるなどのサービスの活用、ネットワークの形成、職場復帰における支援など。

出典：厚生労働省（2015）「労働者の心の健康の保持増進のための指針」をもとに作成

うケア）」、および「事業場外資源によるケア（専門家が行うケア）」です。これらのケアでは、継続的かつ計画的に行うように、教育研修・情報提供に加えて職場環境などの改善、メンタルヘルス不調者への対応、職場復帰のための支援などが円滑に行われるようにする必要があると記載されています。しかし、4つのケアのうち、1つ目の個人が行うセルフケアの具体的な内容まで踏み込んで説明が行われているわけではありません。メンタルヘルス不調は、もちろん医療の対象ではあるのですが、昨今の臨床的な患者数の増加スピードに追いつくだけの専門機関が不足していることも大きな懸念材料です。

予防の目的

みなさんは予防という言葉の意味をご存じでしょうか。予防医学の文献（日本学術会議第7部予防医学研究連絡委員会 2000）では、予防医学は、治療を中心とする臨床と対比し、疾病の罹患《りかん》を防ぐことと定義されています。これは、ヤング中高年が学校の保健の授業で習った1次・2次・3次予防の概念です。1次予防とは、私たちが健康である時期に栄養・運動・休養など生活習慣の改善、生活環境の改善、健康教育などによって健康増進を図り、さらに予防接種による疾病の発生予防と事故防止による傷害の発生防止をすることです。2次予防は、不幸にも発生した疾病や傷害を検診などによって早期に発見し、さらに早期に治療や保健指導などの対策を行い、疾病や傷害の重症化を防ぐ対策です。最後に、3次予防は、発症した疾病の治療の過程において、保健指導やリハビリテーションなどによる機能回復を図るなど、QOL（Quality of Life：生活の質）に配慮することによって再発防止対策や社会復帰対策を講じることと定義されています。これら1次・2次・3次予防の考え方は学校の保健のテキストにも出てきますので、みなさんも聞いたことがあるはずです。

メンタルヘルスについても同じことが言えます。1次予防は、まだ健常な人々を対象に、将来の問題に備えることです。次に2次予防は、将来の罹患に結びつく疾患リスクが高い人を対象に、そのリスクを取り除いたり、緩和したりすることです。最後に、3次予防は、すでに症状が出ている、しかし臨床的な診断基準に満たない状態の人に対して回復を促すことです。これら1次・2次・3次予防の概念は、対象とする人々の精神状態の程度、つまり症状がない、ありそう、あるという時期に合わせ、それぞれの対処目的に合わせて実施されています。

1次予防は大切、しかし具体的になにをすればよいのかが示されていない

メンタルヘルスケアでは、1次予防から3次予防まで広くとらえられているものの、1次予防の具体的な提案が十分になされていません。そのため、メンタルヘルス不調に陥って仕事や生活、人間関係で問題が表面化してはじめて対処するという形が続くのです。しかし一旦メンタルヘルス不調を経験すると簡単には回復しそうもありません。

現在、言われている1次予防、例えば職場で行われているストレスチェックなどは、実際は早期発見、早期処置を目指す2次予防であって、純粋に1次予防と言えるかどうかは疑問とするところです。結局のところ、「こと」が起こる前に「備える」ということを日常化(習慣化)させていかないことには、重い気分症状を呈する人たちの存在がなくなることはありません。しかし、人は病気になってはじめて健康の重要性に気づくばかりで、予防のためになにを行ったらよいのか、また「知っている」としても「行おう」とする動機づけに結びついていないことが問題です。まさに、日常生活においてプロアクティブ

（前もって、率先して）になにかの行動を習慣化させていくことがメンタルヘルス不調の予防に役立つと考えられます。

対象者の特徴に応じて行う予防戦略

前述の1次・2次・3次予防とは別に、対象となる人々に合わせた介入方法、つまり「誰」を対象とするかを意識した方法があります（Compton & Shim, 2020; Gordon, Jr., 1983; Mrazek et al., 1994）。

それらは、まず「全体的予防戦略」といい、すなわち特定のリスクが高い集団を対象とするのではなく、一般的な人々に焦点をあてた予防戦略です。全国、地方、地域、学校、近隣などにメンタルヘルス問題の予防について情報提供を行ったり、予防のスキルを教授したりします。例えば、ある事業場（地域、職域、学校など）で働く人たち全体、つまりメンタルヘルス問題を発症するリスクの高低、また気分不調の状態にかかわらず、全体の人たちをターゲットにした介入戦略です。全体的予防戦略には、地域、職域、学校において、保健・医療ケアへのアクセスの強化、ストレスマネジメント教育・研修、楽しいイベントなどメンタルヘルスをよくする活動などが含まれます。全体的予防戦略は、メンタルヘルス不調の程度や症状の有無にかかわらず、集団に対して実施するアプローチです。ヤング中高年のみなさんが会社で受講している、社員全員を対象としたメンタルヘルス研修はまさにこの全体的予防戦略によるものです。

次に、「選択的予防戦略」がとられます。平均よりもメンタルヘルス問題を発症しやすい人々、全体の中でもリスクが高いと考えられる下位の集団に焦点をあてた予防戦略です。例えば、自然災害の被災後もその地域に暮らしている人たちや重症化病棟に勤務する医療スタッフのように、多大なストレスにさらされていると考えられる下位集団を対象とした介入戦略です。コロナ対策のために第一線で働く医療従事者はまさに選択的予防戦略の対象者であり、環境や組織に応じてきめ細やかな対策が講じられなければいけません。

最後が、「指示的予防戦略」です。医療の診断には適合しないまでも、すでに危険サインを示し、ハイリスクな行動をとっている対象者に対して、彼らを重症化させないようにする予防戦略です。例えば、医療機関において精神疾患であると診断されていないものの、メンタルヘルス不調の症状を呈している人を対象としています。

全体的予防戦略は、疾患への脆弱性《ぜいじゃく》が高く、高いリスクを示す人も、またまったく示さない人も、すべてを含めた一般的な人々を対象としています。それに比べて、従来の1次予防は、リスク要因がない人々をターゲットとしているという点で異なっています。全体的予防戦略では、すでに症状が出ている人もまわりの目を意識しなくてもよいというメリットがあるものの、意識が低い人には単に義務的な参加にとどまり、予防効果が低いことも問題となっています。

1次・2次・3次予防の概念が症状の進行ステージ、言うならば症状の「いつ」に着目しているのに対して、全体的・選択的・指示的予防戦略では「誰」に焦点をあてており、対象者の特徴をもとにしているという点が異なります。全体的予防戦略には、職場における従業員全体を対象にした研修のほか、キャンペーンタイプの介入も含まれます。

メンタルヘルス介入のための理論的枠組み

メンタルヘルスへの働きかけを全体像から整理してみましょう。60ページの図は、アイルランド国立大学ゴールウェイに勤務するヘルスプロモーション／公衆衛生の教授Barry

（2001）が示したメンタルヘルス介入のための理論的枠組みです。Barryは、ウェルビーイング（心身と社会的な健康を意味し、満足した生活を送れ、幸福で充実した状態を意味する）とQOLを高める方略を円モデルで表しました。円の上部は、精神疾患・障害を予防し、治療するために必要な要素である治療、維持、予防の3要素を示しています。治療とは、診察を行って診断し、診断に沿って薬を処方したり、精神療法を行うことです。維持は、その治療を継続することであり、長期的な継続とアフターケアの重要性を示しています。最後に、予防は、先に紹介した全体的・選択的・指示的予防戦略を示し、これら治療、維持、予防は精神疾患に対応する臨床的観点であると言えます。

一方、円の下半分は、ポジティブ・メンタルヘルスとメンタルヘルス・プロモーションを強化するために、有能感、レジリエンス（回復力）、支援環境、エンパワーメント（自分はもとより、自分を取り巻く環境をコントロールできるように成長を促す）を用いることが示されています。

いわばこの円モデルは、上半分がメンタルヘルスについての病気、あるいは疾患への対処を示し、一方、下半分はポジティブ・メンタルヘルスを育てる要素をまとめていると言

メンタルヘルス介入のための理論的枠組み Barryの円モデル

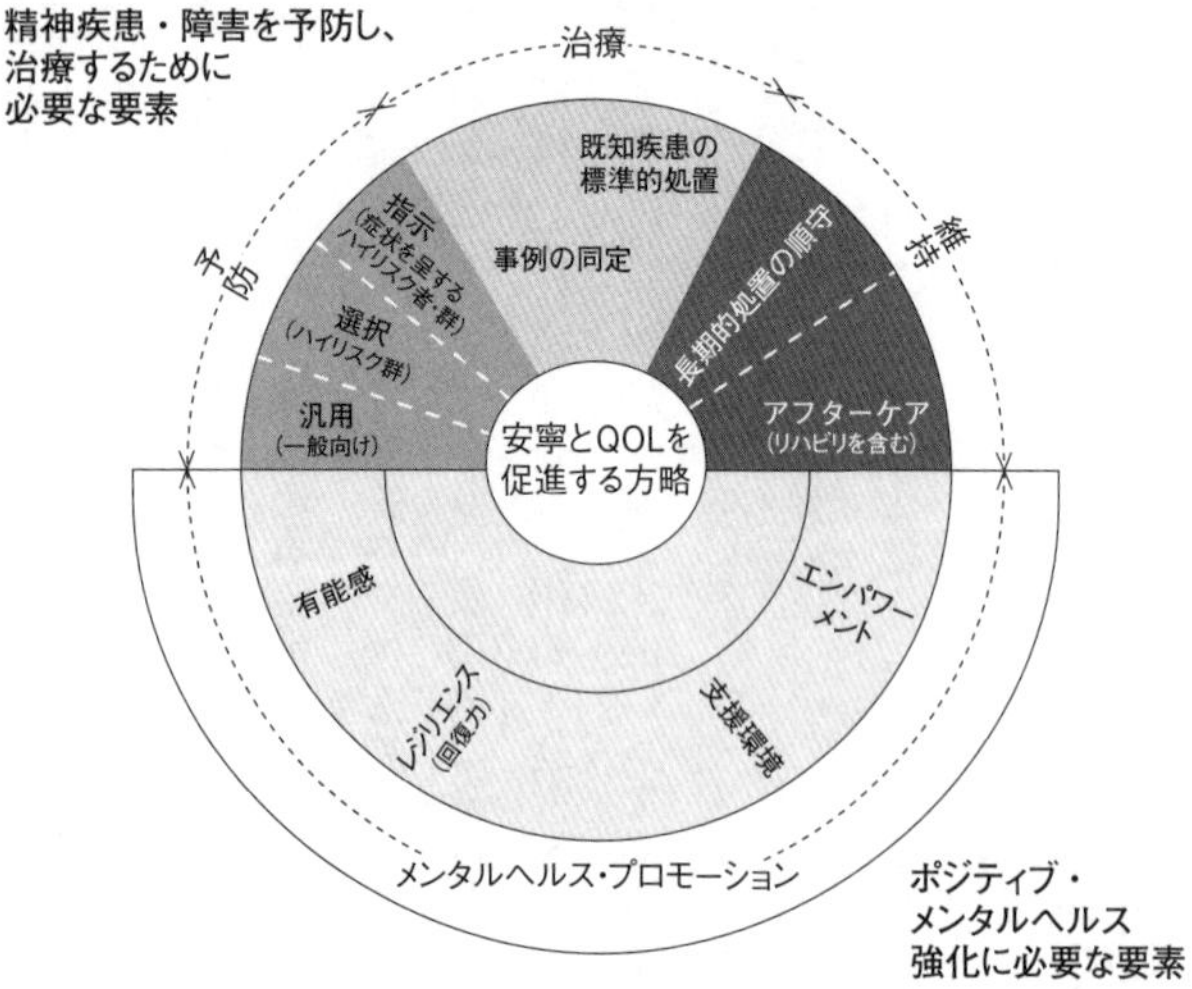

出典：Barry, M.M. (2001). Promoting positive mental health: Theoretical frameworks for practice. *International Journal of Mental Health Promotion*, 3 (1), 25-34.

えます。

二者択一で判断されないメンタルヘルス――フロリシングとラングィシング

メンタルヘルスを語る際にもうひとつ理解しておく必要のあることがあります。私たちは、人々のメンタルヘルスに関して、精神疾患を抱えている、あるいは抱えていないというように、こころの病気を抱えているかいないかという二者択一で区別しがちです。あの人は、こころの問題で病院に通っているんだ、メンタルヘルス不調の診断書を書いてもらって休職しているんだというようにです。このように、ある、ないという周囲からの見方は偏見を生み、当人をさらに追い詰めてしまうことにつながります。

しかし、精神疾患と診断されているのに幸福感を強く感じている人もいます。一方で、精神疾患を抱えていないのに幸福でない人もいます。このことについては、後述しますが、米国エモリー大学の教授であるKeyesの研究でも明らかになっています（Keyes, 2002）。

次ページの図は、メンタルヘルス状態についての人々の割合分布を示しています。メンタルヘルスは、よいか悪いかという二者択一ではなく、程度によってグラデーションがある連続体と考えられています。この図では、右側にフロリシング状態（flourishing：繁栄＝メンタルヘルスがとてもよい状態）の人たちが位置し、順に中程度のメンタルヘルス状態を保持している人たちがいて、続いてラングィシング状態（languishing：衰退＝メンタルヘルスが悪い状態）の人たち、そして左端に精神疾患と診断されている人たちがいることについて模式的に表しています。

フロリシング状態にいる人たちは、現在の生活に満足し、生きがいや楽しみを持って毎

メンタルヘルス状態についての割合分布

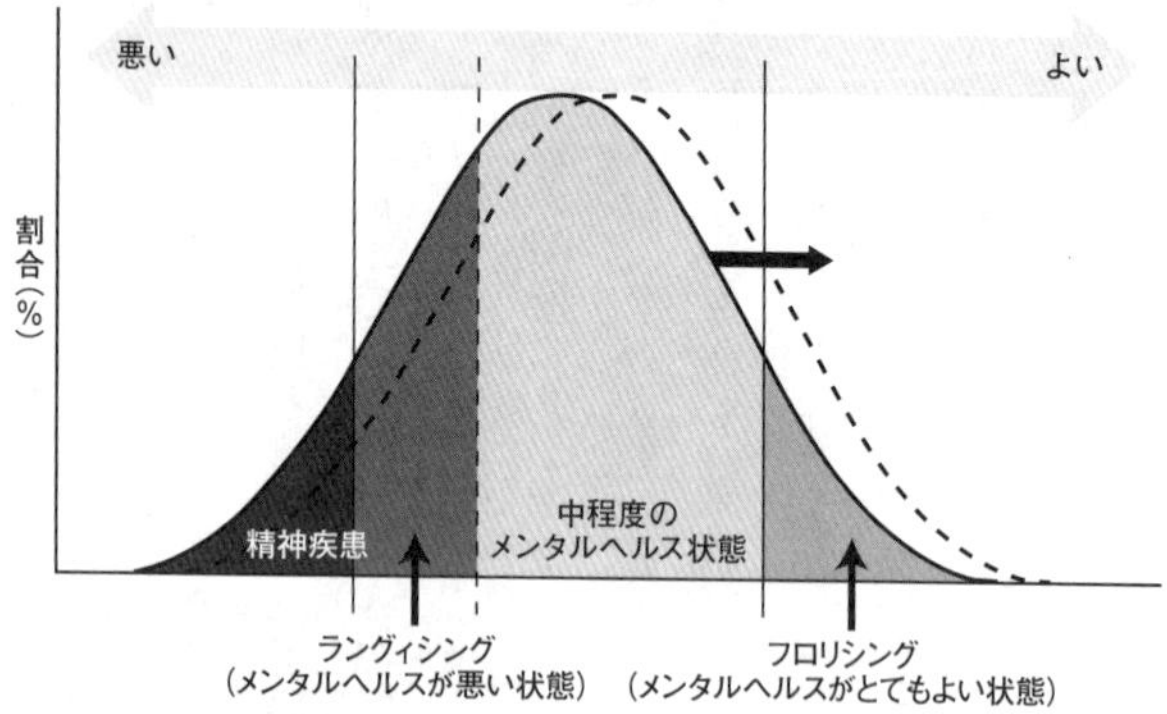

出典：Huppert, F.A. (2014). The State of wellbeing science: concepts, measures, interventions, and policies. In F. A. Huppert and C. L. Cooper (Ed.). Interventions and policies to enhance wellbeing pp. 1-49 John Wiley & Sons. をもとに作成

日を送っています。次に、中程度のメンタルヘルス状態にあり、日々、よいこともあれば悪いこともあるというような生活を送っている人がいます。この層が一番多いボリュームゾーンです。この人たちは、ラングィシング状態にいる人、つまりそれほど幸せな生活を送ってはいない人たちほど悪い精神状態ではありません。しかし、ラングィシング状態にいる人がすべて精神疾患を抱えているかといえばそうではなく、たとえラングィシング状態であったとしても精神疾患と診断される人は少数の割合に過ぎないということです。

臨床的に診断された精神疾患があるかないかという区別とフロリシング状態かラングィ

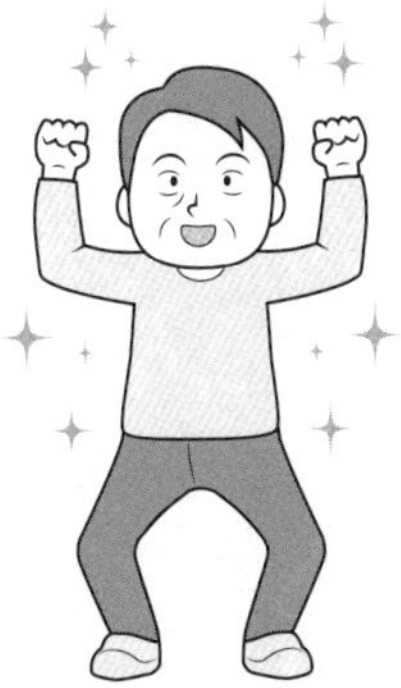

フロリシング
(flourishing)

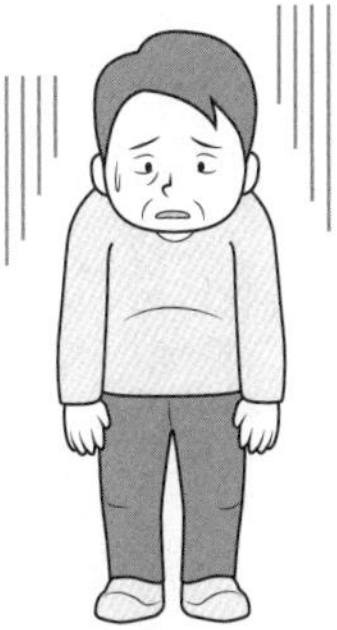

ラングィシング
(languishing)

シング状態かという区別を交差させて見てみましょう。65ページの図では、横軸に「こころの病」の有無を、そして縦軸に「フロリシング状態」―「ラングィシング状態」をとって、メンタルヘルスに関わる対象者を4つのグループに分けています。

①精神的な幸福感のレベルが高く、「こころの病」を罹患していない人たち
②精神的な幸福感のレベルが低いが、「こころの病」を罹患していない人たち
③「こころの病」と診断されて毎日を送りながらも精神的な幸福感のレベルが高い人たち

④「こころの病」と診断されて毎日を送り、精神的な幸福感のレベルが低い人たち

この4グループです。このように、精神疾患と診断されていても精神的に幸福感を持つ人がいる一方、精神疾患と診断されていないのに精神的に幸福でない人もいるのです。すべての人たちが、精神疾患がなく、「フロリシング状態」にいることは不可能だとしても、精神疾患の診断の有無にかかわらず、「フロリシング状態」に近づける工夫が求められます。

プリベンション（予防）とプロモーション（促進）の違い

ヤング中高年のみなさんは、メンタルヘルス問題に関連して、プリベンション（予防）とプロモーション（促進）の違いがあることを考えたことがないと思います。あまり専門的にならずに、簡単に説明しましょう。

メンタルヘルス不調をプリベントする（予防する）ためには、例えば「なんとなく落ち込む」、「やる気が起きない」など、精神疾患の診断基準に至らないレベルの症状に気づき、

メンタルヘルスの４分割

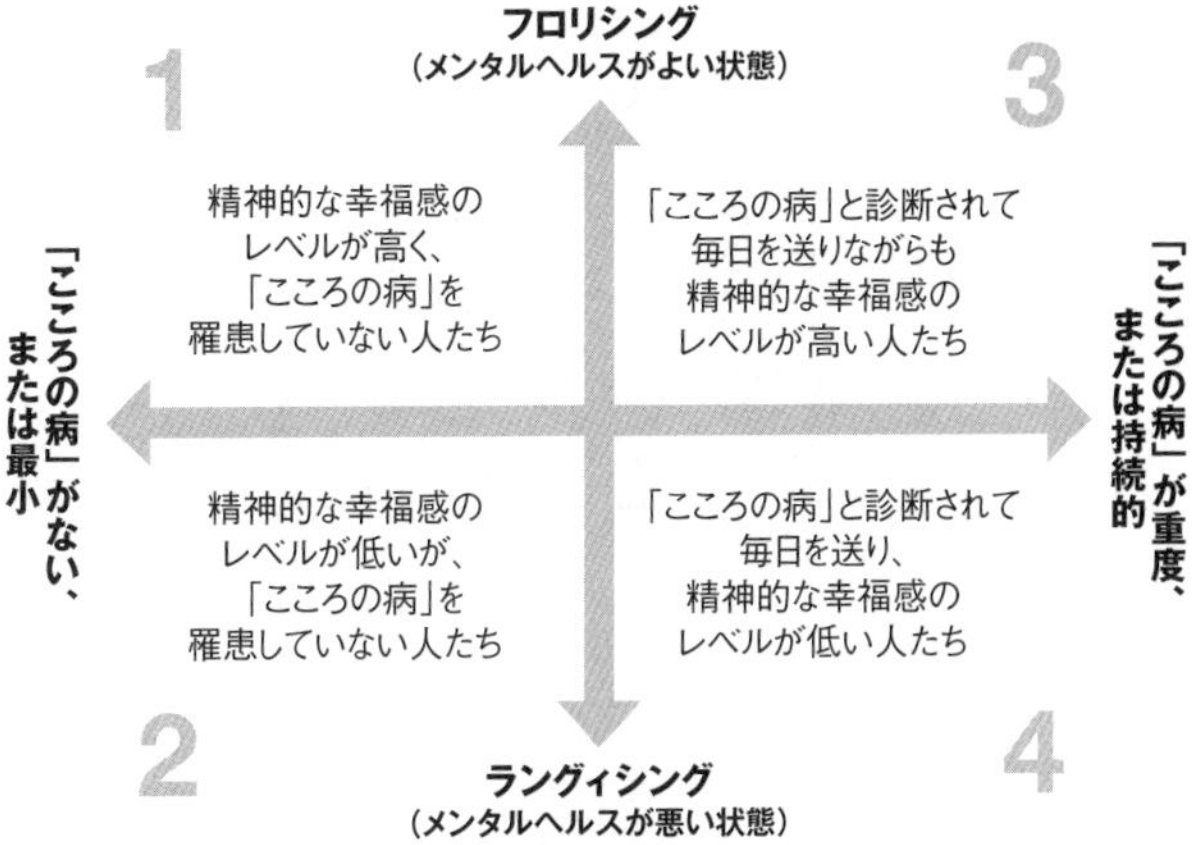

出典：Chowdhury, M.R. (2019). What is the Mental Health Continuum Model?, https://positivepsychology.com/mental-health-continuum-model/ をもとに作成

はやい段階で対処する必要があります。

また、日常的にメンタルヘルスが悪くならないようにする術を身につけることも、些《さ》細《さい》な初期症状が出ることを防ぐ効果があります。かたや、生きがいや幸福感を感じることを増やしていこうという方法も考えられます。前者はプリベンション（予防）であり、まさにメンタルヘルスが悪くなることを想定してそれを防ぐ、また少々悪くなったとしてもはやめに回復させることを目的としています。いわば、ネガティブ要因の緩和や除去をする方法です。

後者は、ネガティブ要因への対処とは

異なり、日頃からポジティブ・メンタルヘルス、つまり生きがいや幸福感などの快感情を育てる活動を行うことを強調しています。このように、メンタルヘルス不調へのアプローチに関してプリベンション（予防）とプロモーション（促進）の違いを知っておくと、これ以降の第3〜5章の内容が理解しやすいのではないかと思います。

従来、メンタルヘルス問題への対策は、そのネガティブ側面の緩和を目的としたアプローチが行われてきました。一方、プロモーションでは、ポジティブな側面に注意を向けることを奨励しています。一般に、ヘルスプロモーションはライフスタイル（身体活動、健康的な食事、禁煙、飲酒制限など）に焦点をあてていますが、メンタルヘルスのプロモーションは、楽観的になったり、人との関係をうまく保ったりするなどの内容に焦点をあてています。プリベンション（予防）とプロモーション（促進）は、お互いに内容がオーバーラップしているところがありますが、もともとの原則は異なり、異なる概念的枠組みを持っています。プリベンション（予防）は、主に特定の疾患と関係し、対象となる問題の発生率、有病率、および重篤性（罹患率、死亡率、危険行動アウトカム）を低減させることを目的としているのに対して、メンタルヘルス・プロモーションでは、ポジティブ・メンタルヘルスの強化に焦点をあてています。メンタルヘルス・プロモーションにおける主な目的は、それぞれの人が持っている強み（得意）、適性（ある事柄に適した性質）、および資源（能力）を築くことです。近年では、たとえネガティブな出来事を経験していても、同時にポジティブな出来事を経験していれば、ネガティブな影響を緩和できることが知られています（Haeffel & Vargas, 2011）。

第3章　メンタルヘルス問題のプリベンション（予防）

まずはプリベンション（予防）について考えてみましょう。ヤング中高年のみなさんは、どうすればメンタルヘルス不調を防ぐことができると思いますか。多分、ほとんどの人は予防することなど考えてもいないのだと思います。

予防を担うストレス対処は、一般にストレスマネジメント（ストレスの自己管理法）と呼ばれています。少し専門的になりますが、心理学的モデルでとらえたストレスマネジメントの内容を紹介しましょう。私たちは、外部からの刺激や要求をすべて、いきなりストレスだというとらえ方をしません。外部からの刺激や要求、例えば経験したことがないタイプの新規プロジェクトを任されたとして、このようなことに対して、私たちは、まずその内容が自分にとってどのくらい「脅威」と感じるのか、また自分で「制御できる」と感じるのかの評価を行います。つまり、その刺激や要求を見積もるわけです。そしてその見積もりによって、「脅威」と感じる程度が高く、「制御できる」という気持ちにならなければ、その刺激や要求をストレッサー（ストレス源）ととらえます。これらの評価は、「認知的評

Mathenyら（1993）が示した心理学的ストレス・モデルとストレスマネジメント方略

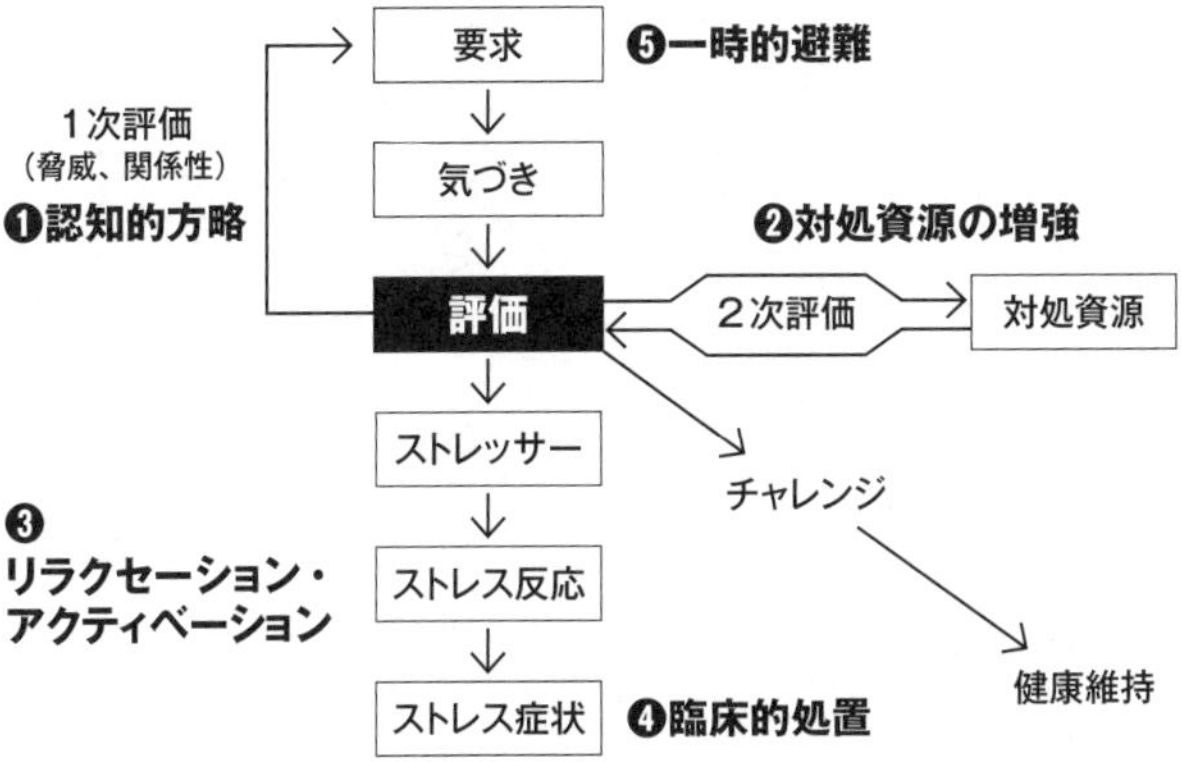

出典：Matheny, K.B., Aycock, D.W., & McCarthy, C.J. (1993). Stress in school-aged children and youth. *Educational Psychology Review*, 5, 109-134. をもとに作成

価」と呼ばれています。

上図は、学校におけるストレスを研究している Matheny ら（1993）が示した心理的ストレス・モデルです。彼らは、Lazarus（かつてのストレス研究の第一人者）が行った一連の研究をもとに、ストレスをこのようにモデル化しました。このモデルによれば、外部からの刺激や要求（自分への要求、生活の変化、役割の要求）、日常生活で経験する些細な「イライラごと」を自分にとってストレッサーととらえてしまうかどうかがその後の反応を導く開始点になります。まずは外部からの刺激や要求、また日常生活で経験する

「イライラごと」に気づき、その気づきによってその内容が「脅威」、つまり自分にとって要求度が高過ぎると見積もったり、また自分への関係性が高いと評価（「1次評価」）したりすれば、その刺激や要求をストレッサーとみなすことになります。

もうひとつの評価は、「2次評価」と呼ばれ、例えばその仕事をこなすために自分に特別な能力があるのかどうか、また支援してくれる同僚がいるのかどうか、見守ってくれる家族がいるのかどうかという対処資源の有無を見積もることによって、外からの刺激や要求をストレッサーと見るかどうかに分かれます。

もし、この2つの評価によって、外からの刺激や要求がストレッサーであるとみなせば、こころには不安や抑うつ感情が生じ、からだには緊張感や内臓の不調などが起こります。これがストレス反応です。ストレッサーとみなさなければ、外からの刺激や要求は自分にとってのチャレンジとみなし、健康状態が維持されます。しかしストレス反応が頻繁な頻度で続くと、最終的に不眠や胃潰瘍などのストレス症状に発展します。

古い話ではありますが、ストレスの研究者Cannonによれば、このストレス反応は私たち人類が原始時代から生得的に備えている「ファイト（闘争）か、フライト（逃走）か反応

（fight or flight response）」と呼ばれる反応です。原始時代、マンモスがやってきて、やっつけられると思えばファイト（戦い）し、一方、強過ぎてやっつけるのは無理と判断すればフライト（逃亡）します。ストレス反応は、ファイトやフライトを行うための備え、例えば体温を上げ、血圧を上げ、からだがすぐさま反応できるようにする準備状態を作っていると言われています。ヤング中高年が上司に呼び出され、理不尽なクレームをつけられている光景をイメージしてください。すでにストレス反応が起こっているにもかかわらず、よし、ファイトしようとしても、家のローンや子どもの授業料が頭に浮かんでファイトすることができません。一方、その場からフライトしようものならば、ダメ社員という烙印《らくいん》を押されて、それ以後仕事を続けることが困難になります。ヤング中高年は、ファイトすることもフライトすることもできず、ストレス反応だけが残ることになります。そういうことが続くと血圧が上がったまま下がらない、胃潰瘍になる、不眠になるということは容易に想像できると思います。

ストレスへの5つの対処法

さて、このモデルに従えば、ストレスに関して以下5つの対処法が考えられます。

①認知的方略：合理的に考え、楽観的になって、気晴らしをする
②対処資源の増強：能力、体力を増強し、よい人間関係を構築する
③リラクセーション・アクティベーション：緊張を解く（消化）、からだを動かす（昇華）
④臨床的処置：専門機関を受診し、治療を受ける
⑤一時的避難：しばらく様子を見る、時間を置く

以下、それぞれの対処法について説明します。

①1次評価に働きかける「認知的方略」の実施
——合理的に考え、楽観的になって、気晴らしをする

第1の対処法は、1次評価に働きかけることです。外部からの刺激や要求を自分にとって脅威である、自分だけが関係すると考えないで、不合理な考え方を修正し、楽観的に変える、また気晴らしを行うなどです。例えば、新しく任された仕事は、とても大変ではあるのですが、自分の能力を伸ばすチャンスだと見る、また少し距離を置いて関わるようにする、などと合理的に物事を考え直すようにします。これを「認知的方略」と呼びます。

外部からの要求をストレスフルにとらえてしまうのは、たいていの場合、悪い結果をイメージして不安を募らせることになります。

最初は外部からの要求に対してたいしたことはないと軽く見ていたとしても、その内容にこだわって日々を送ると、だんだんと否定的な思考だけが増強していきます。これを「ネガティブな反すう」と呼びます。ネガティブな反すうは、当初ちょっとした失敗についての考えであったものが、その内容ばかりを繰り返し考えていると思考スペースの中に大きくなった考えがぎっしり詰まった状態になり、結果的に空きスペースがなくなってし

まいます。注意が悪い方向に向いて不安が大きくならないように、物事を合理的に考えたり、旅行、会食、趣味など楽しい事柄に目を向けてネガティブな反すうの邪魔をするようにしましょう。

ほかにもネガティブな反すうの邪魔をする、つまり自分自身に考えさせないようにする方法があります。例えば、趣味の役割です。気晴らしに相当し、趣味に興じていると、一時的にせよ、しんどいと思っている当面の関心ごとから注意を逸《そ》らすことができます。また、趣味の実践は、セルフエフィカシーに影響を与えてくれます。セルフエフィカシーとは、ある具体的な状況で、ある課題に対して適切な行動を成功裡《り》に遂行できるという予測および確信、すなわち「できる」という見込み感のことで統制感や制御感と同義です。趣味は自分が得意なことを行うことで「できる」という感覚が強化され、別の対象に対しても不安を低減させる効果があります。

②2次評価に働きかける「対処資源」の増強
——能力、体力を増強し、よい人間関係を構築する

第2の対処法は、2次評価に働きかけることで、外部からの刺激や要求に対処できる資源（能力、体力、人間関係）を構築しておくことです。対処できる能力を持っていれば、外部からの刺激や要求をストレッサーとみなすことはありません。日頃から体力をつけておく、友人や同僚との関係をうまく作っておく、家庭が緩衝材の役割を担うので家族との関係をうまく保っておく、仕事と家族行事との折り合いをつけておくなどです。私たちは日常生活においてさまざまなストレスを経験しています。このようなストレスはライフストレスと呼ばれ、運動習慣を持っていて体力が高い、交友関係が広い、特殊な能力がある、仕事や交流に活かせる程度の語学力がある、など対処資源が備わっていれば、外部からの要求や刺激に対処できる可能性が高くなります。

でも、わかってはいるけれども、これらをあらかじめ準備しておくのは難しいことです。大きな目標を立てていきなりやろうとするのはまわりに対して格好がよいのですが、大きな目標を掲げた活動には負担感も伴います。みなさんは、仕事に関係することは仕方なくやるでしょう。しかし、語学など根気がいる活動を続けていくことは容易なことではないのではないでしょうか。そこで、スモールチェンジの出番です。まずは、簡単にできる負担感が少ない活動から始めましょう。やるかやらないか、ゼロかイチかの活動実践ではなく、0・1や0・2の活動も含めて、やらないよりはやった方がよいという気持ちで始めてみましょう。自分を守る武器を持っておくことは大事なことですが、人に見せなくてもそっと胸に秘めてなにかの活動を続けていけばよいのです。

③ストレス反応を和らげるリラクセーション・アクティベーション
——緊張を解く（消化）、からだを動かす（昇華）

不幸にも外部からの刺激や要求を1次評価、あるいは2次評価によってストレッサーと判断した場合には、先述したように心身ともにストレス反応＝「ファイトか、フライトか反応」があらわれます。これを緩和させる方法が第3の対処法です。ストレス反応は、こころ、からだ、行動に一過性のものとしてあらわれ、例えば不安やうつの症状、焦燥感などのこころの反応、過緊張による過剰な生理反応や内臓の違和感などのからだの反応、および落ち着きのない動きや単純なミスなど行動の反応となります。

このような過剰なストレス反応を鎮める対処法のひとつがリラクセーションです。リラクセーションは、交感神経系優位になっている緊張状態を和らげる、いわゆるからだを緩める活動です。この場合、リラクセーションは過剰な反応を「消化」する役割を担います。一般によく知られているリラクセーション法として自律訓練法や漸進性筋弛緩法《しかんほう》がありますが、これらの方法は少し時間を割いて行わねばなりません。そのため、すぐさまリラクセーションを実践できるように、深呼吸する、腹式呼吸をする、といった呼吸を整える方法、また背伸びする、ストレッチをする、といったからだを短時間で緩める方法を行うことをお勧めします。しかし、リラクセーションによるプリベンション（予防）が効果があることは頭でわかっていても、その活動をいかに日常生活の中で続けていくかは課題です。わかっていてもやらなければ効果を得ることはできないのです。そこで、このリラクセーションを「いつ」やるか、「どこ」でやるかをあらかじめ決めておくことが継続するために重要になります。私たちは健康行動の習慣化を促すために、きっかけや合図、活動を始める手がかりになるものを決めておき、その内容に気づいた時に活動を行うことで習慣化に結びつけやすくします。例えば、会社に着いたら呼吸を整えながらストレッチをする、くるま通勤の人は信号で止まった際に腹式呼吸をする、仕事中にトイレに立ったら思いっきり背伸びをする、というようにです。

一方、過剰なストレス反応には、アクティベーションを用いて「昇華」することが有効です。いわゆるファイトやフライトを行う活動をアクティベーション、すなわちからだを積極的に動かすことによって代替してしまうのです。アクティベーションは、ちょっとした散歩から運動・スポーツまで幅広く考えることができます。欧米を中心とした研究では、定期的な運動習慣によって、リアクティビティ、すなわち精神的なストレスに対する血圧や心拍の上昇などの生理的反応を抑制することが可能であるという知見が多く得られています。私たちが行った縦断的研究（竹中・岡 1998）では、体力が低かった人が長期的に運動トレーニングを行った結果、体力の改善のみならず、ストレスに対する生理的反応を抑制できるようになったことを示しています。この研究では、新聞広告で公募した参加者に週3回の有酸素運動を10週間実施してもらい、この前後に実験室において鏡映描写課題（手元にある図形と自分の手を鏡に映し、鏡を見ながらその図形を素早くたどっていく課題。図形からはみ出すとブザー音が鳴る）中の心臓血管系反応を測定しました。その結果、運動を行ってきた被験者は、10週間の運動トレーニング後において課題中の血圧および心拍反応の回復がはやくなりました。想像してみてください。運動習慣を身につけた人は、そうでない人と比べて、予期しない突発的な出来事に対して生理反応の回復をはやめることができ、日常のストレスの累積によって生じる高血圧などの症状に発展する可能性を減らすことができるのです。この研究は、運動トレーニングによって、単に安静時の心拍数を低下させたり、からだの余裕感を増加させるといった生理的適応だけでなく、副交感神経機能の亢《こう》進《しん》によって高まった緊張を緩和させる能力が強化されたことを示しています。

最近、予防とは別に、うつ病の患者さんに運動療法、つまり運動を治療の手段に加えることが推奨されています。運動は、その反応性がストレスにさらされた際に生じる交感神経系優位な反応、例えばドキドキしたり、血圧が上昇したりする反応と類似しているために、ストレス下においても慣れが生じると言われています。また、運動と睡眠の関係を扱った研究は多く行われており、運動療法がうつ病や不安障害に効果があることが証明されています。ただ、精神疾患と診断された人たちはさまざまな活動を行う動機づけが低下しているので、専門機関で行う運動療法とは別に、進んで運動を行うことが難しい状況です。そのために、ヤング中高年のみなさんには、メンタルヘルス不調になってしまう前に、日頃から散歩など軽めの活動を含め、スモールチェンジ活動である「ちょっとした」自助方略を定期的に行うことをお勧めします。スモールチェンジ活動を習慣化させるには、活動を開始するきっかけをいかにうまく見つけるか、例えば昼食が終わったらというようにきっかけを利用することがキーとなります。

④ストレス症状を緩和する臨床的処置

骨の折れる仕事が続いたり、職場の人間関係に悩んだりすることが続くと、毎日のストレス反応が顕在化（潜んでいたことがはっきりと表面にあらわれる）し、例えば不眠、高血圧、胃潰瘍などの症状に発展してしまいます。第4の対処法は、ストレス反応が顕在化し、高血圧や不眠のような症状に発展してしまった際に、それぞれの症状に対応する専門病院を受診したり、心療内科などの専門家に受診したりし、薬物療法や精神療法を早期に受けることです。ストレス性疾患はストレス反応が継続することによって生じます。誰もが時間がたてば治っていくだろうと思い、また弱みを見せられない、上司や同僚に気づかれる、人の目が気になるということで専門家のもとを訪ねるタイミングが遅れます。ヤング中高年のみなさんにとっては、特に他者の目が気になって、心療内科を受診することはハードルが高いことかもしれません。しかし、からだの病気と同じようにこころの病気は早期に治すことが大切です。どの程度、どのタイミングで受診すべきかと判断を迷わないで、まずは受診してみることをお勧めします。

⑤奥の手――一時的避難

最後に、究極のストレス対処法は、外部からの刺激や要求から「一時的に避難する」、うまく逃げる、またはしばらくの間、問題となっている出来事から離れてみることです。もともと外部からの刺激や要求がなければ、ストレスとはなりません。ただし、私たちの仕事や生活の中では逃げる、また避けてばかりでは通用しません。しかも、あの人は逃げてばかり、ダメな人と烙印を押されるわけですから、かえって自分を苦しめることになります。しかし、ここで言う一時的避難とは、あくまでも「一時的」であって、永久に逃げたり、避けたりすることではありません。少し時間を置く、遠くから客観的に問題を眺めてみるなど、あくまでも一時的にその場から離れることで、そのうちに時間が解決したり、ほかからの援助が得られるということもあります。世間ではストレスに立ち向かうことが勇敢でよいように思われていますが、自分を守るためにうまく「かわす」ことも必要です。勇気を持って、一時期その場から離れることも大事なのです。

第4章　メンタルヘルス・プロモーション

——こころのＡＢＣ活動

私は長年、子どもたちが自身のストレスを自己管理できるように、学校においてのストレスマネジメント教育も行ってきました。１９９３年に開始した当時、学校においては、子ども同士の暴力や不登校が増加していました。また、その当時、教師が学級や学校の子どもたちの行動に対して制御不能になるという意味で「学級崩壊」、「学校崩壊」という怖い用語もマスコミで取り上げられていました。しかし、それらの問題に対応する専門家、例えば学校カウンセラーや臨床心理士の数は限られ、次から次に起こってくる問題に十分に対応できていませんでした。私は、ボストン大学での留学を終えてそれほど年数がたっておらず、米国で子どものストレスが蔓延し、専門家からの支援だけでなく、自身で対処を行う能力を身につけさせるために、学校でストレスマネジメント教育が行われていることを知っていました。実は私も留学当時、胃の痛みに悩まされ続け、ストレスマネジメントの必要性を思い続けていた一人です。

当時、岡山大学教育学部に勤務していた私は、対症療法とは別に、予防措置の重要性に注目していました。そこで、ある財団から研究助成金をいただいてストレスマネジメント教育をある小学校で開始しました。その後、1995年1月17日に阪神・淡路大震災が発生し、被災した地域の小学校においても実施しました。子どもにとって日常生活を取りもどすためには、学校がもとの状態にもどること、そして子どもが生き生きと学校生活を送ることが重要です。被災後の学校では、子どものPTSD（心的外傷後ストレス障害）の発症が危惧されていたところでしたので、いくつかの学級では、この授業を行っている教室の後ろに小学校の教員が見学に訪れ、また保護者も見守る中、私自身が結構なストレスを感じながら授業を行っていたことをいまでも思い出します。特に、教員養成系大学の教員は学生に対して教授方法、つまり児童・生徒への教え方を厳しく指摘しますが、その人が実際に児童・生徒に教えたら大変下手くそだったということはよくあることです。そう言われないように、子どもにうけるように手品やギャグまで練習し、覚悟を持って授業を行っていました。ただ、思ったほど、うけはしませんでしたが。

トラウマからの回復に必要なこと

トラウマ体験とは、地震などの自然災害、戦争や犯罪、家族・友人の死など、その人の生命や存在に強い衝撃をもたらす出来事の体験を指します。トラウマ体験によって、さまざまなストレス性反応が生じます。これらの反応はトラウマ反応と呼ばれていますが、感情・思考の変化（悲嘆、落ち込み、うつ的な感情など）、からだの変化（過度の緊張状態による不眠、動悸《どうき》、めまいなど）、行動の変化（怒り、ふさぎ込み、回避、閉じこもりなど）が生じます。

阪神・淡路大震災は被災者にとってまさにトラウマ体験であり、特に子どもたちには、後に発症するかもしれないストレス障害が心配されていました。欧米では、子ども時代に1回以上トラウマ体験を持てば、その後の発育段階において社交性や情緒に障害が生じやすく、後年、孤独感やこころの痛みを軽減しようと薬物乱用、飲酒、喫煙に走りやすいことが知られています。また、その結果、疾病や障害を招きやすく、早世する人も多いというデータもあります。子どもにとってトラウマ体験は、脅威が圧倒的に大き過ぎて、自分を救うために有効となる行動がとれなくなるのです。子どもの脳は、発達途上なために、トラウマから生じたストレスに対して大人以上に傷つきやすくなっています。常に脅威に反応しなければならない状況下に置かれると、脳の中でも脅威への反応を担う領域がほかの重要な領域（大脳辺縁系や大脳）よりも発達すると言われています。その結果、社会的、情緒的、認知的機能を担う脳の高次領域が十分に発達しません。

トラウマ心理学の専門家であるオランダ出身の精神科医van der Kolkが2011年3月11日に起こった東日本大震災後に、被災児童のトラウマケアに役立ててほしいと日本の関係者に無償提供した資料があります。それによれば、脳の発達、ダメージの回復を促すために必要な「遊び」の要素を以下のようにまとめています。

①歓《よろこ》びに満ちた心：信頼、愛情、希望の感覚を備えた喜び（楽しい、おもしろい）
②社会的なつながり：子どもを取り巻く人々や地域との協力的関わり（友人・仲間・家族）
③自制心：自分が有能であり、大切な存在だと思う気持ち（有能感、自己決定）
④積極的な関与：ひとつの活動に熱心に没頭すること（没頭）

これら4要素は、私たち大人にも通用するものだと思います。メンタルヘルスをよい方向に導くために必要な活動、それらは趣味であっても遊びであっても運動・スポーツであってもよいのですが、なによりも実践する本人が「おもしろい」と思える内容である必要があります。その内容は、仲間や家族と一緒に行え、他者から与えられたものではなく自分の意思で始め、成長を感じられ、行うことそのこと自体に没頭できる活動であることが重要です。

この4要素は、からだを鍛えるため、スキルを身につけるため、競争に勝つため、という目的志向の活動とは根本的に異なるものであるのかもしれません。

阪神・淡路大震災後の経験は、東日本大震災ののちにおいても、被災地で実施できるストレスマネジメント教育授業の開発に結びつきました。被災地の学校にとっては、被災後しばらくして、特別に配慮が必要な児童や生徒への対処は重要でした。しかし、そのような児童や生徒以外の子どもにおいて、クラブ活動もなく、ただ我慢するという生活環境の中で暮らすわけですので、学級や学校全体があたかもうつ状態のようであることが問題となっていました。そこで、阪神・淡路大震災とは異なる方向性で、子どものこころを活性化させる方法が必要であると感じました。なにか方法がないかという私の問い合わせに対して、米国の恩師や友人がいろいろと方法を知らせてくれました。そのほか、自分でも世界各国で行われているポジティブ・メンタルヘルス強化の方法を探しました。そこで、諸外国では、精神疾患を含むメンタルヘルス問題への対症療法、つまり臨床的処置を施す専門機関や専門家の数がニーズに追いついておらず、対症療法とは別に予防活動やプロモーション活動が積極的に展開されていることを知りました。私は、この時点で、被災直後の心理的応急処置（サイコロジカル・ファースト・エイド）とは別に、メンタルヘルス・プロモーションが将来復旧・復興の過程で起こりうるメンタルヘルス問題の発生を予防する方法であると強く思いました。

諸外国で行われているメンタルヘルス・プロモーション

欧米諸国では、ポジティブ・メンタルヘルスの強化を目的とする行動実践を積極的に奨励するメンタルヘルス・プロモーションが実施されています。自分はこころを病んでいないと考えているヤング中高年のみなさんも、このプロモーション活動には「なるほど」と共感される方も多いのではないでしょうか。これらの試みは、共通して、ネガティブ側面の低減に焦点を絞るのではなく、ポジティブ・メンタルヘルスの強化によってメンタルヘルス問題の予防をとらえている点できわめて興味深いと思います。各地で行われている多くの活動では、特定の精神疾患への気づきを高めること、またストレス低減や対処方略についての教育、躊躇《ちゅうちょ》しないで救いや助けを求めることの奨励、メンタルヘルス問題の早期発見・治療、そして精神疾患に対するスティグマ（偏見）の緩和などが扱われています。

例えば、スコットランドでは、NHS Health Scotland（住民の健康不平等を減らすとともにすべての住民の健康増進に取り組む全国健康委員会）が、「メンタルヘルスをよい状態に保つために行う、前向きで積極的な手段・措置」とみなされる行動をあげています。

①からだを動かすこと
②規則正しく食事を摂取すること
③適度に飲酒すること

④新しいスキルを学ぶこと
⑤創造的で精神的な活動を行うこと
⑥自分や相手を大切にすること
⑦感じていることを人に話すこと
⑧友人や家族と連絡をとり合うこと
⑨他者の世話をすること
⑩社会的貢献を行うこと
⑪人に援助を求めること
⑫仕事と生活のバランスをとること
⑬自然と接触すること

以上の行動内容は、ポジティブ・メンタルヘルスの増強に効果が高い、エビデンスが高い活動として、日常生活で行うように積極的に推奨されています。

カナダにおいても同様の推奨が行われています。ポジティブ・メンタルヘルスを構築す

る5要素として、

①人生を楽しむ能力
②人生における挑戦的課題に対処する能力
③情動的な安寧（心安らかなさま）
④精神的価値
⑤社会的つながり

を位置づけ、さまざまな情報ツールを用いて奨励しています。

これらのメンタルヘルス・プロモーションは、「ポピュレーション・ワイド・アプローチ」といって、テレビ、ラジオ、SNSなどを通じて人々に行動実践を奨励するにとどまらず、ポスターやリーフレットなどさまざまな伝達手段で住民への行動変容を促しています。まさに、全体的予防戦略（第2章参照）を中心に、さまざまな対象者や場所、機会を通じた情報宣伝活動が行われているのです。

秀逸なメンタルヘルス・プロモーション

特に、西オーストラリアで行われているメンタルヘルス・プロモーションの活動は圧巻の内容です。これらの内容については、のちに日本版と併せて詳しく解説しますが、行うべき活動をそれぞれ「Act」、「Belong」、「Commit」という3つのグループ活動としてまとめています。Act-Belong-Commit Mentally Healthy WA Campaignと名付けられたこのキャンペーンは、さまざまな集団の特徴に合わせ、多様な情報ツールを用いて積極的に行われています。さまざまな集団とは、例えば小学生、中学生、成人、高齢者という年齢層別のアプローチだけでなく、妊産婦、またその配偶者などさまざまにセグメント化された集団です。奨励すべき基本的な活動は同じであっても、それぞれの特徴や事情に合わせた情報提供が行われ、新聞広告、テレビコマーシャル、SNS、リーフレット、ポスター、活用グッズなどさまざまなツールを駆使しながら「Act」、「Belong」、「Commit」それぞれの活動の実践を強化するように広報活動が展開されていました。

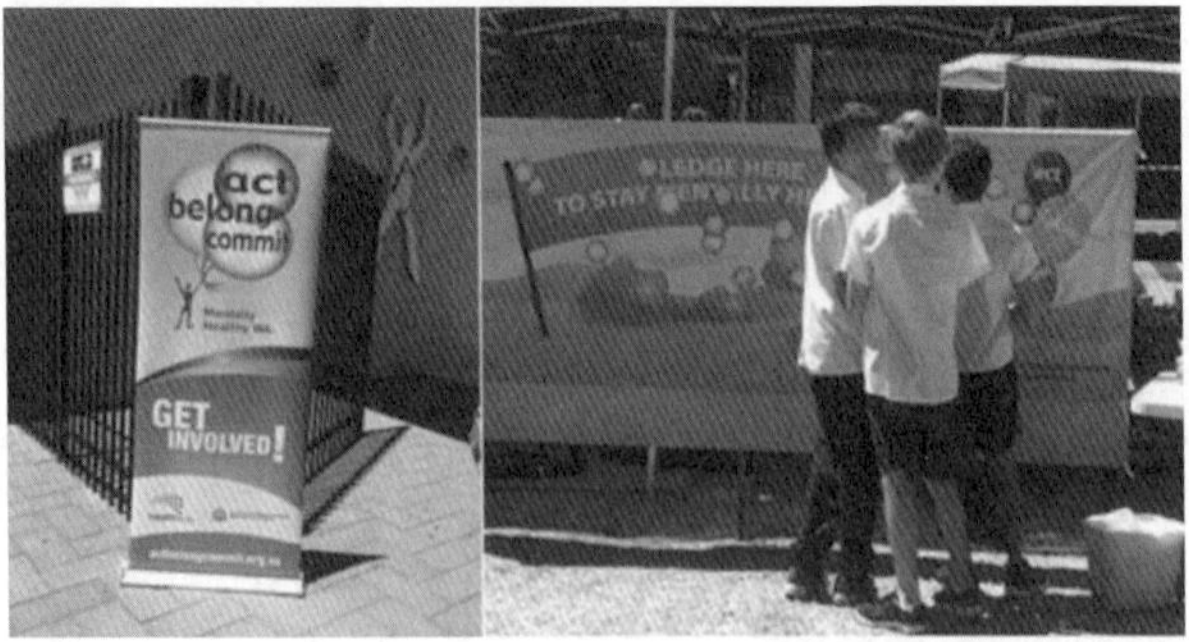

西オーストラリアの学校で行われているメンタルヘルス・エキスポ

日本版メンタルヘルス・プロモーションの開発

海外の積極的なメンタルヘルス対策を見ていく過程で、東日本大震災の被災地の人たちに適用するメンタルヘルス・プロモーションとして特に目を引いたのが、西オーストラリアの活動でした。早速、このキャンペーンの主催者である、当時カーティン大学の教授であったドノバン博士（現西オーストラリア大学）にメールで連絡をとりました。すぐさま、さまざまな情報をいただき、その後、私たちは、日本人に適合させた「こころのＡＢＣ活動」を開始しました（竹中 2012, 2015, 2018a, 2018b, 2019）。この時はまだ考えていませんでしたが、この「こころのＡＢＣ活動」は、ストレスに苦しむ、また苦しむかもしれない日本の多くの人々に適用することになります。

「こころのＡＢＣ活動」について、内容を紹介しましょう。

Ａ：Act（身体的、精神的、社会的な活動）は、散歩する、好きな音楽を聴く、友達と話すなど、からだ、こころ、そして人とも活動的に過ごすことを指します。

Ｂ：Belong（集団への所属や社会参加）は、行事に積極的に参加する、趣味のサークルに参加するなど、社会的集団に属すことです。それにより集団への帰属意識を高め、同時に他者からのサポートを得やすくなります。

Ｃ：Challenge（ボランティア活動や新規の活動の実施）は、新しい活動に挑戦する、ボランティア活動を行う、困っている人を助けるなど、新規の活動や社会奉仕活動を促す活動を意味します。それぞれの活動では、能動的に実践することで満足感や達成感を味わうことができます。

以上のように、「こころのＡＢＣ活動」では、肯定的な態度変容を目的として、対象者

こころの A（Act）、B（Belong）、C（Challenge）活動

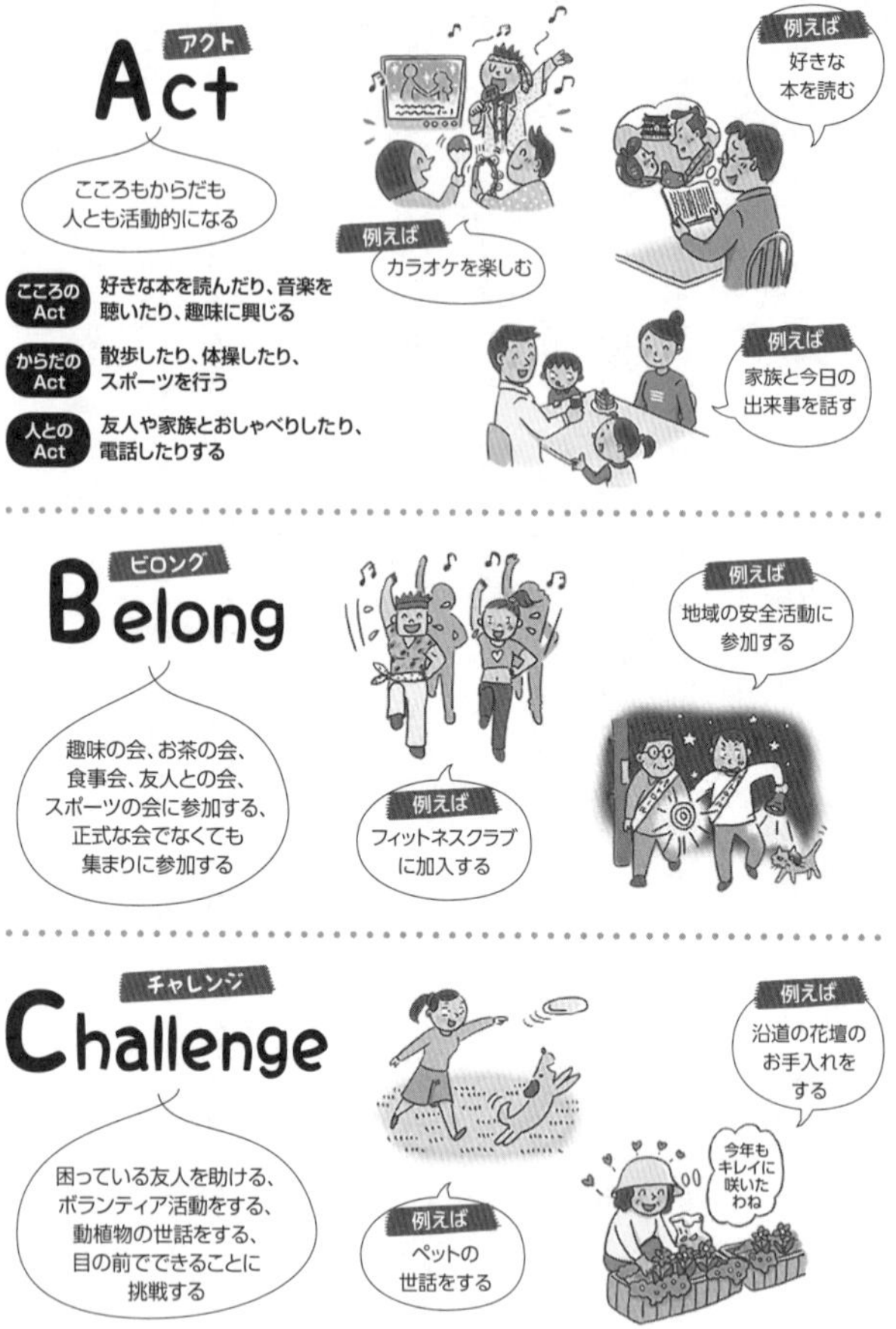
アクト
Act
こころもからだも
人とも活動的になる
例えば
カラオケを楽しむ
例えば
好きな
本を読む
こころの Act 好きな本を読んだり、音楽を聴いたり、趣味に興じる
からだの Act 散歩したり、体操したり、スポーツを行う
人との Act 友人や家族とおしゃべりしたり、電話したりする
例えば
家族と今日の
出来事を話す
ビロング
Belong
趣味の会、お茶の会、
食事会、友人との会、
スポーツの会に参加する、
正式な会でなくても
集まりに参加する
例えば
フィットネスクラブ
に加入する
例えば
地域の安全活動に
参加する
チャレンジ
Challenge
困っている友人を助ける、
ボランティア活動をする、
動植物の世話をする、
目の前でできることに
挑戦する
例えば
ペットの
世話をする
例えば
沿道の花壇の
お手入れを
する
今年も
キレイに
咲いた
わね

竹中晃二・上地広昭・島崎崇史：「こころのABC活動実践ワークブック」，早稲田大学応用健康科学研究室・サンライフ企画, 2015.
竹中晃二：「『なんとなく憂うつ』現代メンヘラ処方箋」．オピニオン：教育×WASEDA ONLINE, 2017.（https://yab.yomiuri.co.jp/adv/wol/opinion/society_170619.html）[2021.5.29確認]

が望ましい活動に積極的に取り組み、メンタルヘルスをよい状態に保持することを目指しています。

「こころのABC活動」を支える理論

日本版の「こころのＡＢＣ活動」を開発するにあたり、従来から研究が行われているいくつかの心理学的根拠を参考にしました。１つ目の理論は、ポジティブ心理学です。米国心理学会が提唱するポジティブ心理学は、やりがいや生きがい、楽しみの強化に焦点をあてた心理学的介入であり、「今日あった３つのよいこと」や感謝の言葉、また自分の「強み」に気づき、その「強み」を活かしていくなど具体的な介入方略を示しています。特にポジティブ心理学では、人々が持つ「強み」に着目し、それらを積極的に活用するとともに、人生のポジティブ要因に注目して幸福感を得ようとしています。

２つ目の理論は、近年、欧米で推奨されている「ミーニングフル・アクティビティ」、すなわち自分にとって役立つ活動、重要と認めている活動、創造力を発揮できる活動、達成感が持てる活動、有能であるという感覚を持てる活動、他者を援助する活動、喜びや楽しみを感じる活動、コントロール感を持てる活動、満足感を味わえる活動、適切な量の挑戦活動を実践することでメンタルヘルスをよい状態に保とうとする考え方です。「ミーニングフル・アクティビティ」については、第5章で詳しく解説を行います。

3つ目の理論は、近年、うつ病の治療に効果があるとされている行動活性化療法の考え方です。なにをやってもうまくいかない、成功体験が不足し、他者からも評価されない状態が続くと、私たちの気分は落ち込んでいきます。気分の落ち込み、やる気がしないからなにもやらない状態が続くと、ますます気分が落ち込んでいきます。そこで、まずはなにかをやってみてやる気を出す、例えば外に出て空気を吸ってみて気持ちがよかった、友達と電話して楽しかった、というように、精神的な報酬をもらって落ち込んだ気分の解消を図っていこうとするものです。行動活性化療法では、その人が行う自発的な行動が「正の強化」をもたらし、その人と環境との相互作用を改善する働きを行います。「正の強化」とは、その人が行動することでよいことが起こる、つまり行動すると報酬があるという「行動と報酬の組み合わせ」の数を増やしていくことです。「こころのＡＢＣ活動」では、自分の好きなことを行うとよいことがあったり、気分がよくなったりするという報酬を導きやすくします。ヤング中高年のみなさんは具体的になにを行えばよいのかですが、外の空気を吸う、昼休みに近場を散歩するなどもお勧めです。例えば英国エクセター大学心理学部のFarrandらのグループは、うつ病患者に対して、自助活動として、簡単な身体活動、からだを動かして気分をよくする行動活性化プログラムを考案し、効果をあげています。

4つ目の理論は、ライフスタイル医学の理論です。喫煙、アルコール摂取過多、運動不足などの不健康なライフスタイルを送っていると体内にダメージを与えて炎症反応を生じさせます。この炎症反応は抑うつ症状に関係することが知られています。そのため、健康的なライフスタイルに調整することで炎症反応を緩和し、うつ状態の低減につなげることができます(Sin et al., 2015)。ライフスタイル医学についても第5章で詳しく述べることにします。

私たちは、複数の中小企業の従業員に対して保健指導を担当している保健師と管理栄養士約800名に調査を行いました。その内容は、保健指導の対象となっている従業員の様子についてです。具体的には、メンタルヘルスのよい人の特徴や彼らが日頃行っている行動、またメンタルヘルスの悪い人の特徴や彼らが日頃行っている行動を聞いています。それぞれ自由記述による回答を依頼しました。また、事業所の上司にあたる人たち約100名にも同様の質問を行っています。

その結果、メンタルヘルスのよい人たちは、先述したように、Act（身体的、精神的、社会的な活動）、Belong（集団への所属や社会参加）、およびChallenge（ボランティア活動や新規の活動の実施）、の3要素に相当する活動を日頃から行っていました。ある地域における健康診査受診者からも同様の結果を得ており、ポジティブ・メンタルヘルスを強化する推奨行動がAct-Belong-Challengeに集約されていることがわかっています。今後は、縦断的研究を行って因果関係も確認する必要があります。

「こころのABC活動」をブランド化して普及啓発活動

「こころのABC活動」では、ポジティブな行動の実践を推奨し、「前もって、先立って」人々の意識にのぼらせることを重要視しています。普及啓発活動を行うにあたっては、単にポジティブ・メンタルヘルスを強化する活動を推奨するだけにとどまらず、いかに効果

「こころのABC活動」普及啓発のための
ポスター、リーフレット、eラーニング教材

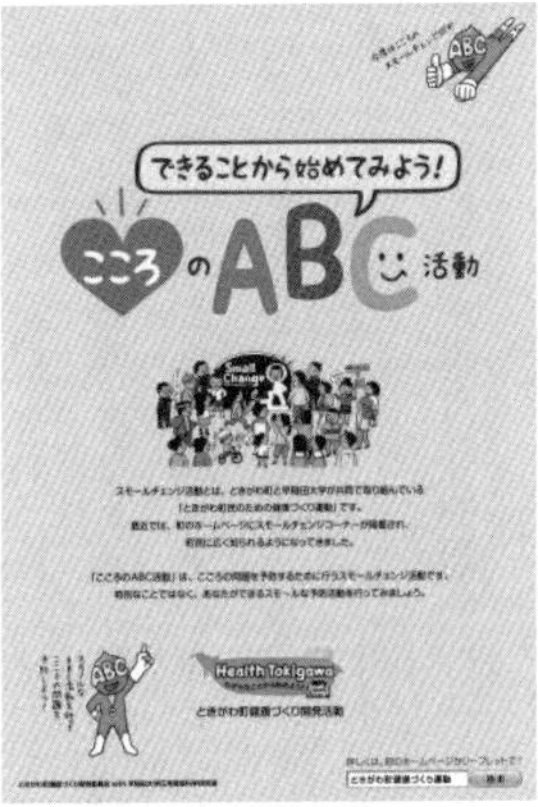

できることから始めてみよう!
こころのABC活動
Health Tokigawa
ときがわ町健康づくり開発活動

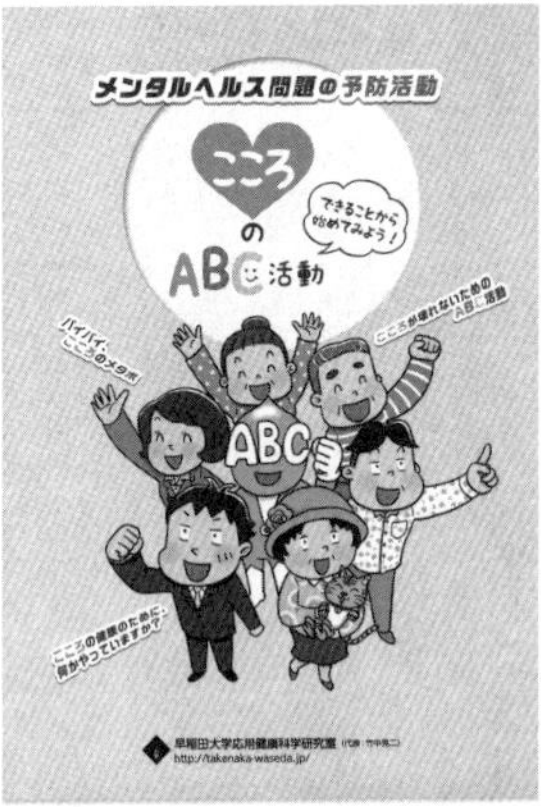

メンタルヘルス問題の予防活動
こころのABC活動
できることから始めてみよう!
バイバイ、こころのメタボ
こころが壊れないためのABC活動
こころの健康のために、何かやっていますか?
早稲田大学応用健康科学研究室
http://takenaka-waseda.jp/

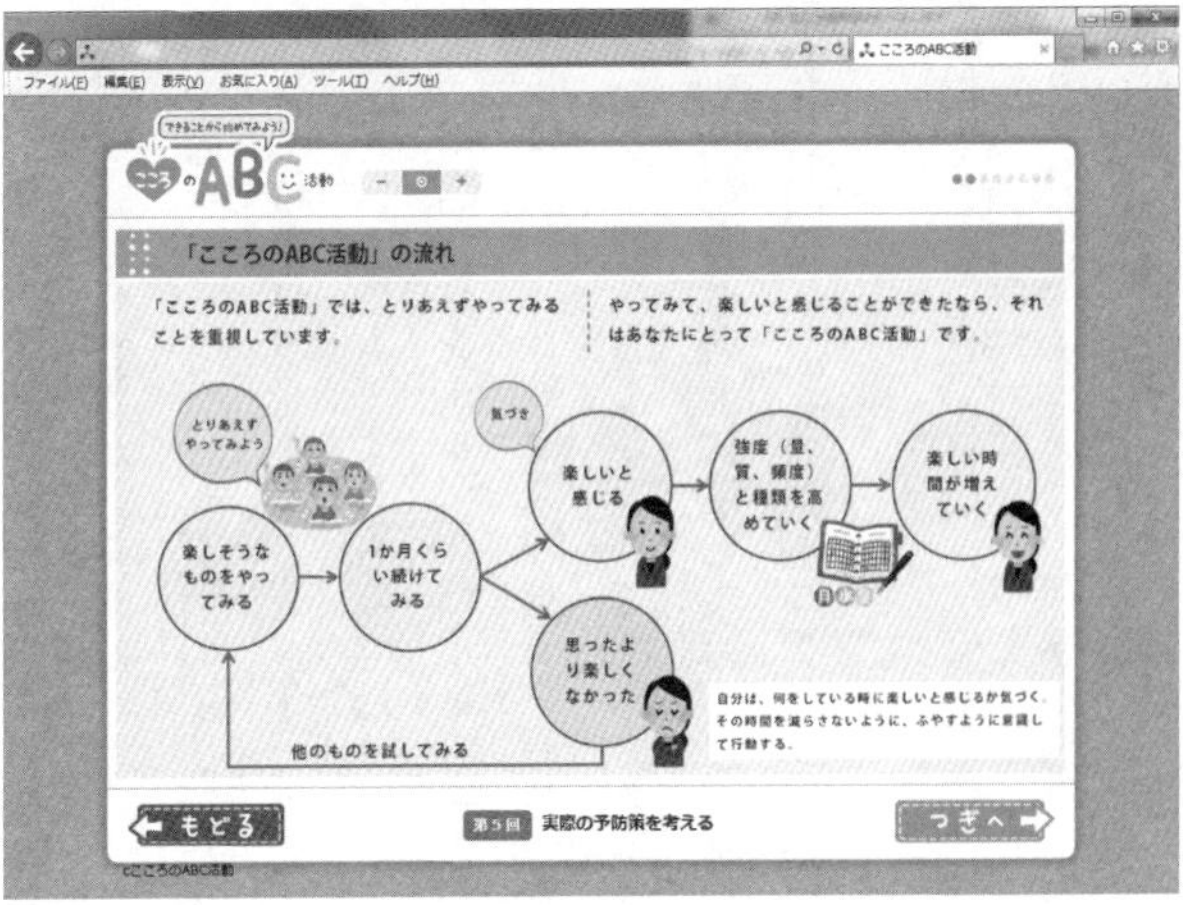

こころのABC活動
ファイル(F) 編集(E) 表示(V) お気に入り(A) ツール(T) ヘルプ(H)
こころのABC活動
「こころのABC活動」の流れ
「こころのABC活動」では、とりあえずやってみることを重視しています。
やってみて、楽しいと感じることができたなら、それはあなたにとって「こころのABC活動」です。
とりあえずやってみよう
気づき
楽しそうなものをやってみる
1か月くらい続けてみる
楽しいと感じる
強度(量、質、頻度)と種類を高めていく
楽しい時間が増えていく
思ったより楽しくなかった
他のものを試してみる
自分は、何をしている時に楽しいと感じるか気づく。その時間を減らさないように、ふやすように意識して行動する。
もどる
第5回 実際の予防策を考える
つぎへ

的にプロモーション活動を行うか、そしてそのプロモーション活動が実際に人々の知識、態度、および行動に影響を与えるかを意図した情報提供を行う必要があります。

その普及啓発活動としては、マーケティングの中でも「ブランディング」の手法を意識的に使用しています。コマーシャルマーケティングにおけるブランドは、売り手、あるいは売り手のグループの品物、あるいはサービスの魅力をほかのものよりも際立たせて、そして競争相手となにが違うかを見せ、その上で名称、用語、シンボル、デザインを組み合わせます。「こころのＡＢＣ活動」の普及啓発に際しては、ＡＢＣ仮面の登場を通して冊子・リーフレットの配布、動画配信、ｅラーニングなど、職域および地域で活用できるツールを用いています。私たちも「こころのＡＢＣ活動」の普及啓発に関しては、紙媒体の資料のほか、複数の動画を制作し、YouTube に掲載していますのでぜひご覧ください。

こころのＡＢＣ活動　成人版１　早稲田大学応用健康科学研究室
https://www.youtube.com/watch?v=ZipT0Tonk8Y
こころのＡＢＣ活動　成人版２　早稲田大学応用健康科学研究室

YouTubeによる紹介動画

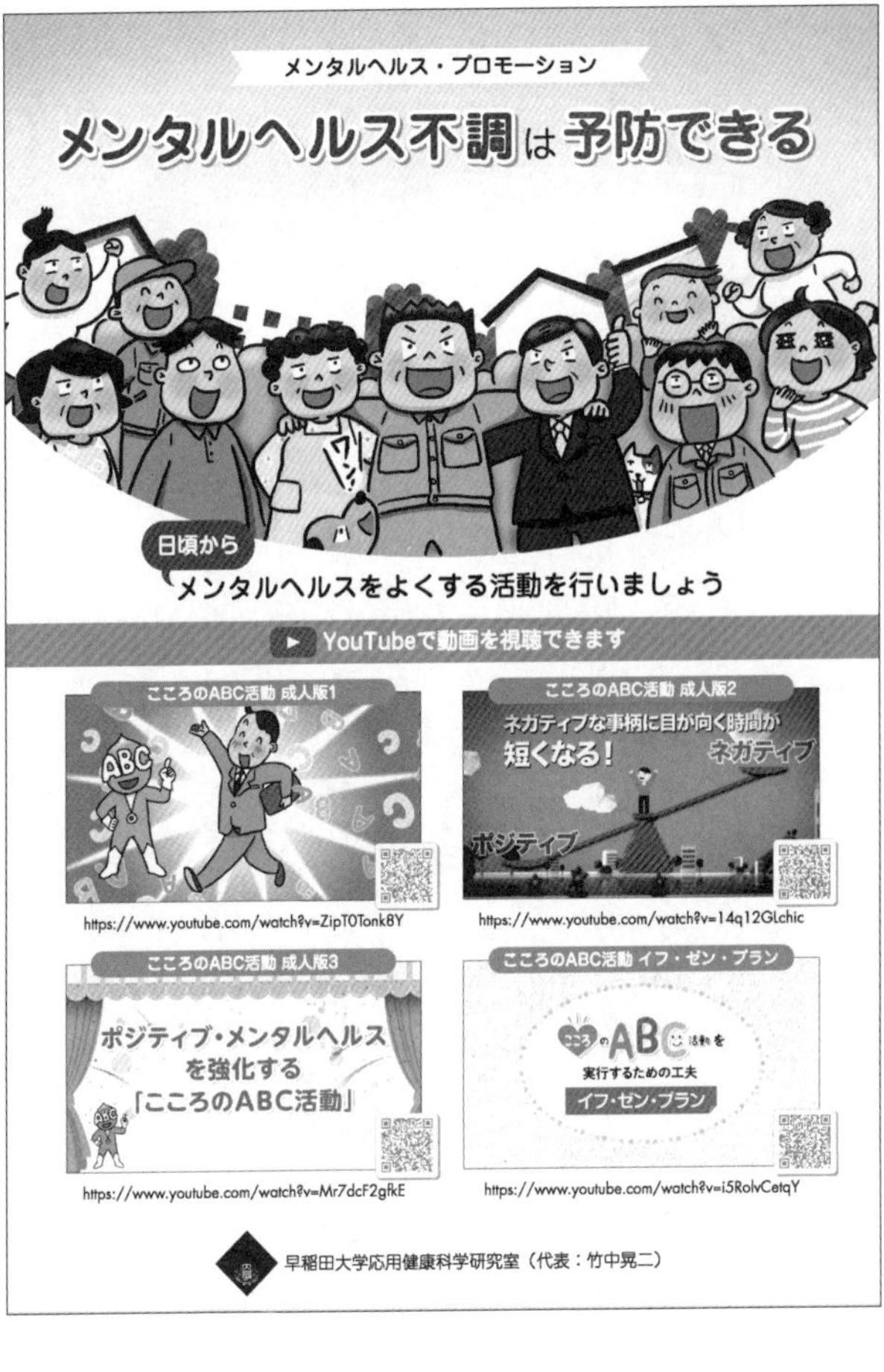
メンタルヘルス・プロモーション
メンタルヘルス不調は予防できる
ワン！
日頃から
メンタルヘルスをよくする活動を行いましょう
YouTubeで動画を視聴できます
こころのABC活動 成人版1
ABC
https://www.youtube.com/watch?v=ZipT0Tonk8Y
こころのABC活動 成人版2
ネガティブな事柄に目が向く時間が
短くなる！
ネガティブ
ポジティブ
https://www.youtube.com/watch?v=14q12GLchic
こころのABC活動 成人版3
ポジティブ・メンタルヘルス
を強化する
「こころのABC活動」
https://www.youtube.com/watch?v=Mr7dcF2gfkE
こころのABC活動 イフ・ゼン・プラン
こころのABC活動を
実行するための工夫
イフ・ゼン・プラン
https://www.youtube.com/watch?v=i5RolvCetqY
早稲田大学応用健康科学研究室（代表：竹中晃二）

https://www.youtube.com/watch?v=14q12GLchic
こころのＡＢＣ活動　成人版３　早稲田大学応用健康科学研究室
https://www.youtube.com/watch?v=Mr7dcF2gfkE
こころのＡＢＣ活動　イフ・ゼン・プラン　早稲田大学応用健康科学研究室
https://www.youtube.com/watch?v=i5RolvCetqY
妊娠、出産、育児を快適に　～イフ・ゼン・プランを活用しよう～　早稲田大学応用健康科学研究室
https://www.youtube.com/watch?v=K19l0k-fEt8

以上のように、メンタルヘルスをよい状態に保つためには、メンタルヘルスのことを日頃から意識の片隅にのぼらせておくこと、さらにポジティブ・メンタルヘルスを育てる行動を意図的に行っていくことが重要なのです。

第5章　その他のメンタルヘルス・プロモーション

第5章では、ヤング中高年のみなさんが日常生活で実践できるメンタルヘルス・プロモーション活動を紹介します。

それらは、次の5項目です。

①自助方略
②身体活動をとり入れた行動活性化
③ミーニングフル・アクティビティ
④ライフスタイルの変容
⑤週末の過ごし方

それぞれの項目は、ポジティブ・メンタルヘルスを強化するために重要な要素を示しています。しかし、忘れないでください。どれも継続することで効果を発揮します。そのために、ヤング中高年のみなさんにとって、行うことに精神的な負担がないように、またご自分の環境、状況、時間帯などの条件に適合するように活動を選択することが望まれます。紹介する内容の中でも、まずはみなさんが「これならできそうだ」と思える内容を探してください。以下、それぞれについて解説を行います。

自分に合った自助方略を探す

自助方略とは、なんともわかりにくい用語です。英語で言えばセルフ・ヘルプ・ストラテジー（self-help strategy）、つまり人に支援してもらったりする受け身の活動ではなく、精神疾患、またメンタルヘルス問題に対処する、あるいは症状を緩和するために行う自身による活動のことです（Jorm, 2012）。みなさんが自分の意思で実践することができる自助方略とは、例えば信頼できる友人や家族に気持ちを伝えたり、週末に散歩したりするというような、自身で実施できる気分症状の緩和方法です。

メルボルン大学名誉教授の Jorm 博士らは、抑うつ症状や不安など気分の変動によって日常生活に支障をきたす気分障害を抱える人たちにむけて自助方略を勧める理由を以下の

6点で説明しています（Jorm & Griffiths, 2006）。

①彼らがメンタルヘルス問題を抱えていても専門家の処置を受けようとしないのは、自分自身で問題を解決できると信じているためであり、そのために自助方略の実施は彼らのニーズに合致する。

②メンタルヘルス問題の中心的症状である不安や抑うつ気分は、さまざまな行動実施に対するセルフエフィカシー（実行「できる」という見込み感）を低下させ、一方、行いやすい自助方略の遂行によってセルフエフィカシーを増加させることができる。

③メンタルヘルス問題は、ほかの身体疾患と比べて、他者からのスティグマ（偏見）がきわめて大きく、そのことが専門家に援助を求める妨害要因となっている。自身で実施できる自助方略では他者の目を意識する必要がない。

④不安と抑うつに関係する症状、例えば内向的になったり、社会不安を抱えたりすることは、それら自体が専門的援助を受けることへの障壁となっている。自助方略の実施は専門的援助に頼る必要がない。

⑤うつ病など精神疾患に施される定型の治療として、例えば認知行動療法などには利便性やコスト面で課題があり、自助方略の実施ではそれらの制限がない。
⑥従来のメンタルヘルス・サービスの中に自助方略を組み込むことで効果をさらに強化できる。

私たちは、気分症状の改善に役立つ自助方略についての調査を2020年に開始しました（竹中・野田・山蔦・松井 2021）。この調査では、専門家と一般人の対象者群に対して、同様の質問を繰り返し行うことによって意見の集約を行っています。

その結果、「役立つ自助方略」と「実行可能な自助方略」のそれぞれに専門家と一般人でコンセンサスが得られる内容がわかりました。「役立つ自助方略」とは、精神科医や臨床心理士などの専門家と一般成人がともに、これを行うことで気分症状の回復・改善に役立つと考えている活動です。一方、「実行可能な自助方略」とは、たとえ気分症状が存在する状態であっても実行できる活動を指します。

欧米においても、このような気分症状の改善・回復に効果がある自助方略が研究対象となっており、メンタルヘルス不調の前段階である軽微な症状を抱える人たちに対して推奨されています。この調査において、重要な結果は、たとえ気分症状の回復・改善に役立つ自助方略と認識できたとしても、それらが抑うつ気分や不安がある状態でも実行が可能かどうかということです。役立ち度と実行可能性の両者が備わっている自助方略は、以下に示す項目でした。ヤング中高年のみなさんは、仮眠をとったり、昼寝ができたり、またゆっくりと好きな音楽を聴けたりするのは週末だけに限られるでしょうか。それらを除いて、仕事を含む日常において実践できそうな活動をぜひお試しください。

- 半身浴や入浴を楽しむ
- 仮眠をとる
- 外の空気を吸う
- 昼寝をする
- ストレッチをする
- 深呼吸をする

・肩を上げて力を抜く
・楽しみにしている予定を考える
・好きな音楽を聴く

身体活動をとり入れた行動活性化を行う

前章でうつ病治療に対する行動活性化療法について述べました。行動活性化とはまさに「こころに報酬を提供する」方略です。報酬とは、一般に労務またはものの使用の対価として給付される金銭・物品などを言いますが、脳科学においては人に特定の行動を促したり、快感をもたらしたりする刺激と考えられています。うつ病の治療のために行われている行動活性化療法では、精神的な報酬が失われてしまったうつ病患者に対して、彼らが興味を持てる、楽しいと思える活動をわずかでも行うように促します。それによって、精神的に報酬が得られ、気分の改善を目指すことができます。第1章で述べたように、私たちは抑うつ症状が続くと、日々の「決まりきった活動」（ルーティン）を行わなくなっていきます。行動活性化では、これらの活動を再びルーティンとして確立させることを目標に置き、みなさんにとって楽しい活動や毎日の生活に必要な事柄を少しずつ増やしていきます。

英国の行動活性化プログラムでは、うつ病の患者さんを対象に身体活動をとり入れた行動活性化療法を実施し、患者さんの抑うつ気分の改善に効果をあげています。このプログラムでは、週あたり3回の45~60分間の身体活動を推奨しています。80ページでは、ストレスへの5つの対処法のひとつとして、アクティベーション、すなわち運動の実践を紹介しました。しかし、ここで「運動」ではなく、意識的に「身体活動」を推奨しているのは以下の理由からです。うつ症状を抱える人々は、以前に活動的であった人たちでさえ、過去における苦い経験、例えば学生時代に寒いグラウンドを走ることで不快な思いをした経験を思い出すため、運動について否定的なイメージを持っています。そのため、別に運動やスポーツでなくてもからだを動かすだけなら、という負担感が少ない「身体活動」に焦点を絞っています。

うつ症状を抱える人々の間で身体活動と心理的ウェルビーイングの関係があるとするメカニズムとしていくつかの説明があります。

①気分調節：身体活動はエンドルフィン（脳内で機能する神経伝達物質のひとつで多幸感をもたらす）を放出して気分を調節するのに役立つ。
②ネガティブな反すうの回避：身体活動はある程度のスキルや集中力が必要であり、行うと否定的な考えについての反すうを抑制する。
③アイデンティティの変化：身体活動は健康的な活動であり、より多く行うと自分への認識が改善される。エネルギーの増強、減量、筋の状態の改善を促す。
④関連性：外出は身体活動を増加させる一部分であり、他者と会ったり、交流したりすることによって関係を深める。

このプログラムでは、以上のようなメカニズムを示した上で、行動活性化で用いる身体活動ではその量（強度、時間、頻度など）に焦点を絞るのではなく、むしろ経験の質（開始にあたって自信が持てる活動、制御感が持てる活動、他者との交わりがある活動）に注目することを奨励しています。抑うつ症状に対して身体活動の実践が勧められるのですが、普段からアクティブな生活を心がけることがメンタルヘルス・プロモーション活動となります。

ミーニングフル・アクティビティ実施の推奨

前章で述べたミーニングフル・アクティビティとは、日本語で「意味がある活動」と訳されます。この活動は、特に欧米における作業療法の分野を中心として高齢者の生きがいや生活満足度を強化することを目的として推奨されています。ミーニングフル（meaningful）とは、一般に、その人にとって重要と感じている価値（本質的に、相対的に値打ちがある）、目的、または事柄すべてに関連する水準を意味します。それが「ある・なし」という二者択一ではなく、例えば「きわめて意味がある（very meaningful）」や「いくぶん意味がある（somewhat meaningful）」というように、意味がある程度として述べられています。定義としては、「私たちの生活にとって重要な」という訳がもっとも近く、次に「満足な」であり、「活発な」とは意味が異なるようです。

ミーニングフル・アクティヴィティの内容は、それぞれの人のニーズと好みに適合する身体活動、社会活動、および余暇活動のことで、具体的な活動内容として、日常生活の活動から読書、ガーデニング、美術・工芸、会話や歌を歌うことまで多岐にわたっています。

ミーニングフル・アクティビティは、情動的、創造的、知的、精神的な刺激を提供し、実践する人のニーズや好みに合った環境で行われ、屋外のスペースを使ったり、その人を取り巻く環境に適合させて行われたりしています（英国国立医療技術評価機構：National Institute for Health and Care Excellence：2013）。

①ミーニングフル・アクティビティについての調査結果

私たちは、日本におけるミーニングフル・アクティビティの実施者（意味がある活動を行っていると自覚している人たち）の実施内容や効果を探るために、全国の20歳以上の男女1084名を対象にインターネット調査を行いました。調査では、対象者の回答に先立ち、ミーニングフル・アクティビティとはなにかを理解してもらうために、以下の説明文を提示しています。

「私は、おおむね幸せな生活を送っています。しかし、もっと生活を楽しみたい、人生にもっと意味をもたせたい、毎日の生活の中に目的をもたせたい、有意義な生活を送りたい、やりがいのあることをしたい、自分のためだけでなく、他人のためになることもしてみたい」

これが、「ミーニングフル・アクティビティ（意味がある活動）」と呼ばれるもので、実施することで、私たちの人生や生活を豊かにし、私たちのメンタルヘルスをよいものにしてくれる活動です。「意味がある活動」の内容は、最終的に有害となるギャンブルを除き、ボランティア活動、音楽・美術鑑賞、園芸、運動・スポーツ、散歩、さまざまな趣味まで多種多様で、その頻度や時間も人によって異なります。共通することは、ご自身にとって意味がある、価値がある、そして充実感を感じる活動であるということで、本調査は、あなたが考える、また実施している「意味がある活動」と、これらの活動に関連する要因について聞いています。

ミーニングフル・アクティビティの内容をこのように説明した上で、実施していると自覚している人たちとそうでない人たちのメンタルヘルスの状態を第2章でご紹介したK6

調査を用いて比較しました。調査の結果、実施していると回答した人たちは677名（男性339名、女性338名）で、実施していないと回答した人たちは407名（男性201名、女性206名）でした。K6得点の比較では、次ページの図に示すように、実施していると回答した人たちが実施していないと回答した人たちと比べて、また年齢層では60〜79歳の人たちが20〜39歳、40〜59歳の人たちと比べて、平均得点が有意（統計上、偶然ではなく必然である可能性があると推測される）に低くなっていました。つまり、自分が意味がある活動を日頃自覚して行っていると回答した人たちや年配の人たちではメンタルヘルスがよい状態であることがわかります。

その後、ミーニングフル・アクティビティの実施について「行っている」と回答した人たちを対象に、彼らが実践しているミーニングフル・アクティビティの具体的内容について、さらにそれらを行うことによる心理的恩恵について自由記述で回答を求めました。その結果、ミーニングフル・アクティビティを実施していると回答した人たちのミーニングフル・アクティビティの内容は、121ページの図に示すようなものでした。

実施しているミーニングフル・アクティビティの内容は、自由記述の結果から12種類に

ミーニングフル・アクティビティ実践の有無によるK6得点の結果

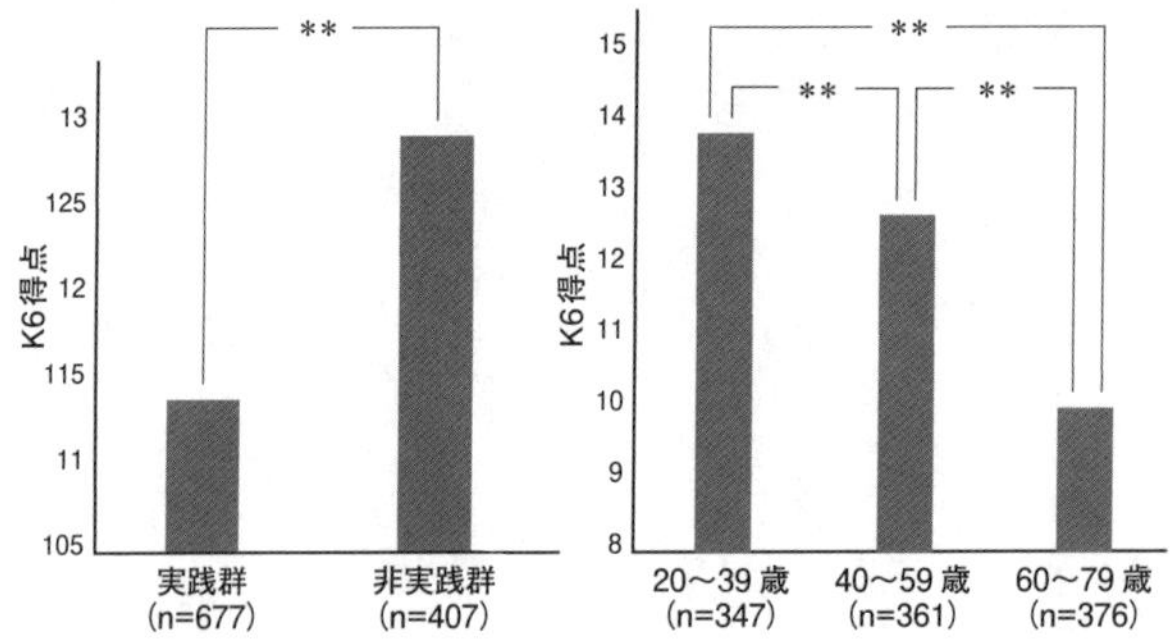

Fig.3.MA 実践の有無（左図）および年齢層別（右図）に見た平均 K6 得点
** p<.01

出典：竹中晃二・上地広昭・Ong Wei Ling・宮南百花（2022）．「メンタルヘルス強化を目的とした『意味がある活動』の実践—その内容と行動変容に関わる情報—」未公開資料

分類されました。性差が認められたミーニングフル・アクティビティの内容は、「ボランティア・地域貢献」、「家事（衣食住関連）」、「家族の世話」、および「読書・創作活動」であり、「ボランティア・地域貢献」では男性の人数が多く、一方、ほかの3つのミーニングフル・アクティビティでは女性の人数が多く見られました。男性における年齢層の違いでは、「身体活動」と「ボランティア・地域貢献」に年長者の人数が多く、この傾向は女性でも同様でした。これらの結果は、実践者自身の意思や興味とは別に、年代に応じて、行えるミーニングフル・アクティビティが異なっていることがわかります。

ミーニングフル・アクティビティの内容

MAの内容	定義	例
身体活動	運動・スポーツ、ハイキングなどのほか健康増進を目的として行う活動	ランニング、筋トレ、登山、ストレッチ
ボランティア・地域貢献	他者、地域への貢献を目的とした、無償で行う活動	地域のゴミ拾い、子どもの見守り、動物の保護活動
自己研鑽・啓発活動	知識や能力を身につけ、スキルや技術を高める活動	資格の勉強、語学、パソコン教室
ゲーム・動画視聴	スマートフォンやタブレットを用いて行うオンラインゲーム・動画の視聴	携帯ゲーム、テレビゲーム、動画視聴アプリ
音楽鑑賞・活動	音楽鑑賞や楽器演奏	CD、サブスクリプション、演奏
家事(衣食住関連)	日常生活を送る上で必須となる衣食住全般の活動	料理、掃除、洗濯
家族の世話	育児、両親の介護	育児、両親の介護
読書・創作活動	読書、書道、描画などの創作活動	読書、書道、描画
信仰	宗教的な意味合いを持つ活動	聖書、神社への参拝
動物の世話	飼育ペットの世話や協同活動	ペットの世話、ペットとの活動
ガーデニング	畑、家庭菜園ほか、庭づくり全般	畑、花の世話、家庭菜園
副業・投資・収集活動	副業・投資、趣味の収集活動	副業、投資、ポイント収集

ミーニングフル・アクティビティの実践によって自覚している心理的恩恵は11種類に分けられ（122ページ図）、これらの結果は実施する内容とも関係が見られていました。

「ボランティア・地域貢献」を実践している人たちでは、心理的恩恵として「自己有用感（自分が人の役に立っているという気持ち）」をあげ、「身体活動」では、多い順に「健康増進」、「気晴らし」、「ストレス対処」、「リラクセーショ

ミーニングフル・アクティビティ実践によって得られる心理的恩恵

心理的恩恵	定義	例
生きがい	生きることの喜び・張り合い・価値	生きがい、生きている実感
自己有用感	他者や社会の役に立っているという実感と自身の存在意義	人の役に立つこと、社会貢献
自尊心	自分が自分をどう思うか、感じるか、自分の人格を大切に思う気持ち	自尊心、存在意義
楽しさ・幸福感	楽しい、満ち足りているという感情、平穏で心安らかなさま	楽しみ、幸せ
自己効力感	「できる」という見込み感	自信
リラクセーション	緊張が緩和され、リラックスしている状態	リラックス感覚
充実感・達成感	活動の実践によって心が満たされていると感じたり、物事をやり遂げて喜びを得たりしている状態	充実感、充足感、達成感
気晴らし	憂うつな気持ちを発散し、気分転換している状態	気晴らし、代替活動
ストレス対処	ストレス反応を低減するために行う、ストレス要因を緩和できている状態	ストレス解消、発散
健康増進	心身の不調を改善し、より健康が増進した状態	心身状態の改善、運動不足の解消
積極性	自ら進んで物事に取り組む姿勢	前向きな姿勢

ン」、「充実感・達成感」が対応していました。これらの結果より、なんの心理的恩恵を求めるかは、ミーニングフル・アクティビティの選択に依存しており、性差も連動しているように見えます。

②コロナ禍で重要なミーニングフル・アクティビティ

最近では、コロナの感染拡大に伴って、感染拡大そのものによるメンタルヘルスへのネガティブな影響とは別に、ミーニングフル・アクティビティの役割を調べた研究がいくつか発表されています。欧米の研究では、特にロックダウン中においてミーニングフル・アクティビティ実施の度合いが低下したことがメンタルヘルス悪化に大きく関係していることを示しています（Cruyt et al., 2021）。

また、ある研究（Cohen, Luck, Hormozaki, & Saling, 2020）では、コロナ禍におけるソーシャル・ディスタンス措置の最中と措置が行われていなかった直前の1ヵ月前を比較し、ミーニングフル・アクティビティの実施時間の変化が否定的感情と肯定的感情の変化にどのような影響を与えるかを調べています。その結果、コロナ禍においてさえ、ミーニングフル・アクティビティ実施の増加が否定的感情を低下させ、肯定的感情を増加させることを報告しています。

日本においても、コロナ禍における高齢者の生活変化に注目した調査結果が見られています。私たち（竹中・上地 2021）は、緊急事態宣言発令直後に、発令前の生活と比較し、コロナ感染拡大に伴う高齢者の生活変化を調べました。その結果、感染拡大に伴って、感染への不安、虚無感、焦燥感、疲れやすさ、痛みは、男女とも共通して報告されたものの、自粛生活においてもミーニングフル・アクティビティを継続して実施できていた高齢者では肯定的な結果を示しました。例えば、自粛期間中に外出が制限されている中、身体活動量を増加させたり、または変わらずに活動的であった人は、従来の活動の代替として、早朝や夜間の人通りが少ない時間帯にウォーキングを実施していました。また、自宅においてガーデニングや庭の草むしりを行っていたり、体操に費やす時間を2割増しにしたりするなど、コロナ感染拡大に伴う自粛生活という妨害要因が存在するにもかかわらず、ミーニングフル・アクティビティとみなす活動を行い続けることで心身をよい状態に保っていました。

③ライフスタイルの変容

みなさんはライフスタイル医学という研究分野があることをご存じでしょうか。日本でも最近学会が立ち上がりましたが、欧米ではすでにこの名称のもとで多くの研究が行われています。ライフスタイル医学とは、「栄養、身体の不活動、慢性的ストレス、タバコ消費や薬物・アルコール依存を含む自滅的な行動のように、ライフスタイル要因や予防が可

コロナ禍における生活の変化：よいことに目を向ける

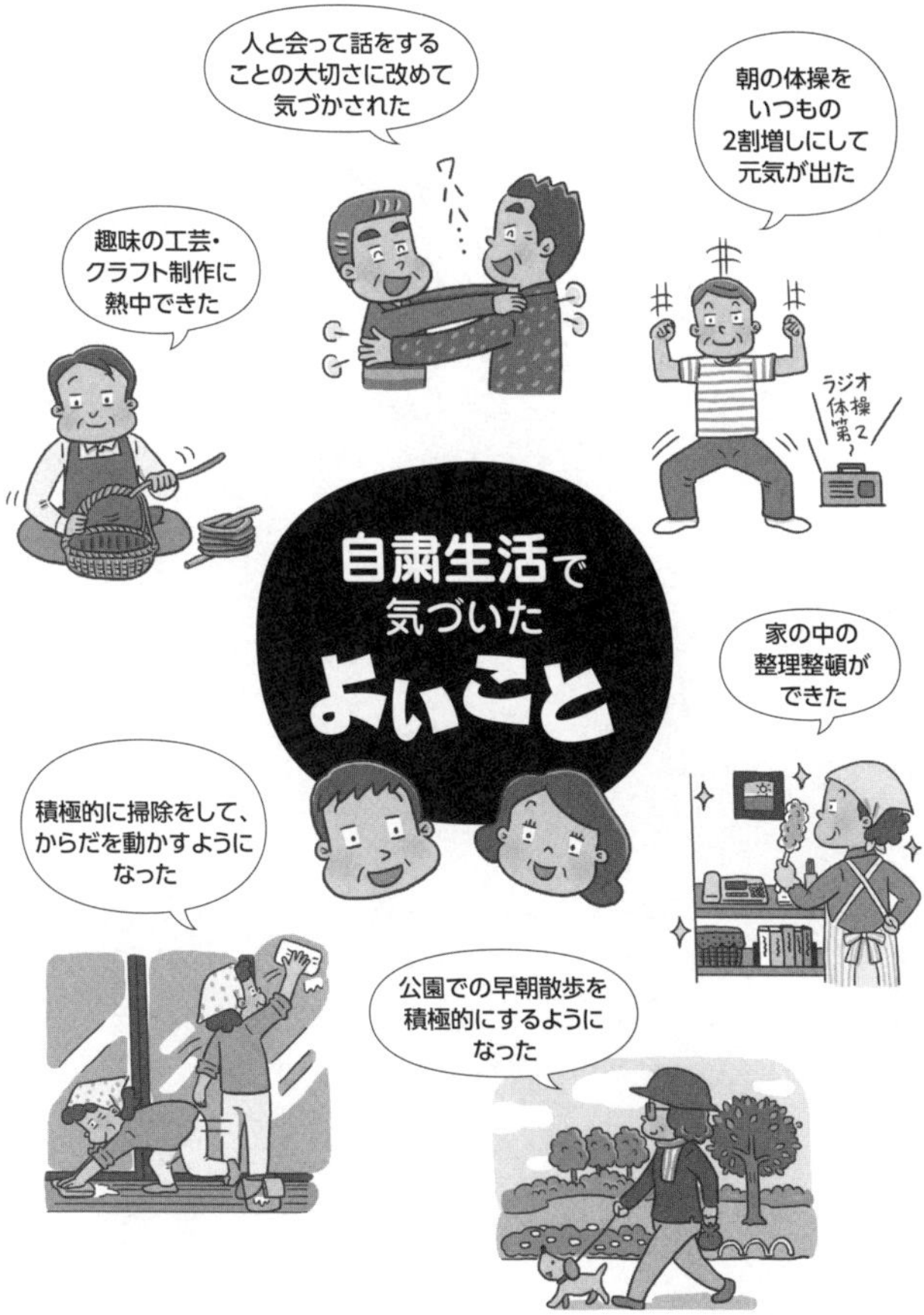
自粛生活で気づいたよいこと
人と会って話をすることの大切さに改めて気づかされた
ワハハ…
朝の体操をいつもの2割増しにして元気が出た
ラジオ体操第2
趣味の工芸・クラフト制作に熱中できた
家の中の整理整頓ができた
積極的に掃除をして、からだを動かすようになった
公園での早朝散歩を積極的にするようになった

竹中晃二・上地広昭「新型コロナウイルス感染症の感染拡大に伴う高齢者の生活：ミーニングフル・アクティビィティの推奨」『特定非営利活動法人 日本健康運動指導士会 会報』2021年1月号、3～9ページ

能な死因によって起こる疾患の研究、予防、および治療を扱う予防的ヘルスケアやセルフケアに焦点を絞った医学の一分野」と定義されています（Mechanick & Kushner, 2016)。要は、不健康なライフスタイルによって生じる疾患の予防行動に注意を向けた医学です。

米国ライフスタイル医学会によれば、ライフスタイル医学において核となる要素は次の6つです。

①定期的な身体活動
②自然食品、植物優勢な食事
③元気を回復させる睡眠
④ストレスマネジメント
⑤薬物乱用の回避
⑥肯定的な社会的つながり

うつ病の治療の最前線は、抗うつ剤の処方と心理療法ですが、治療のために行動の修正が可能なライフスタイルの内容も明らかになっています。ノースカロライナ大学のPiotrowskiらは、「抑うつと不安のライフスタイル精神医学：食事と運動を超えて」と題した総説論文（2021）の中で、ライフスタイル医学において核となる要因①〜⑥をあげ、最近ではそれらに加えて、財政上の安定性、自然の中にいる時間、ペットの所有、物質的価値、およびソーシャルメディアの利用をライフスタイルの目標にあげています。

また、ドイツのルール大学ボーフムのVeltenら（2014）の研究チームは、ドイツ人７９３７名を対象にライフスタイル要因とメンタルヘルスとの関係を調べました。この研究で興味深いところは、彼らが調べた７つのライフスタイル要因（身体活動の実施頻度、精神／文化的活動の実施頻度、アルコール摂取の頻度、喫煙の有無、ＢＭＩ〈ボディマス指数〉、24時間周期の規則性、社会生活の規則性）のうちいくつ保持していればメンタルヘルスによい影響を与えるかを調べた点です。０〜２つと回答した人と比べて、７つのライフスタイルのうち数が増えるほど、メンタルヘルスがよいという結果を示しました。特に７つすべてを満たしている場合には、０〜２つを満たしている場合と比べて、高い生活満足度を示す割合が６・５７倍、抑うつ気分が低くなる割合が12・０７倍、不安が低くなる割合が５・５２倍と、健全なライフスタイル要因が多いほどメンタルヘルスによい影響を与えていることがわかりました。

うつ病の有病率は増え続け、診断には曖昧な要因が含まれているものの、この増加にはモダニティ（現代性、あるいは近代性）に伴うライフスタイルの変化に原因がありそうだという知見も得られています。モダニティは、多くの技術や医療の革新に貢献し、平均余命の延長に貢献してきたのですが、一方でメンタルヘルスに否定的な影響を与え、そのコストも増加しています。米国カンザス大学医学部の Hidaka 教授の言を借りれば、人々はモダニティによって座位時間を増加させ、以前よりも太りやすい食事を摂り、就寝・起床サイクルを乱し、競争や時間のプレッシャーを高め、社会的孤立を助長させ、家族の関わりを希薄にしています。

現代の都会生活において進む肥満、睡眠不足や睡眠の質の低下、化学物質や汚染への暴露、高いストレスレベルは、ストレス応答や免疫機能に影響を与える視床下部―下垂体―副腎の神経内分泌系の働きを乱し、コルチゾルを増加させ、組織的炎症と酸化ストレスを増加させています。これら神経系の混乱と炎症がうつ病の発症を導くことが知られています。利便性を追求してきた社会が、逆に人々を苦しませているのです。私たちはもとの「不便な」生活にはもどれないにせよ、たまには自然と戯れてみたり、わざと不便さを享受したりすることでメンタルヘルスをよくする時間を過ごしたいものです。

週末の過ごし方を工夫する

週末は生活を楽しんでいるように見えて、日曜日の夜になると憂うつになり、月曜日に出社できない人がいます。日曜日の夜から始まる次の日の出社への憂うつ感は、ちょうど日曜の夕方に「サザエさん」が放映される頃から始まるために「サザエさん症候群」などと呼ばれています。しかし、日本に特有の現象かと思いきや、欧米でも同じような現象が知られており、「ブルーマンデー」という用語が用いられています。サザエさん症候群やブルーマンデーが起こる原因としては、平日と週末の活動の落差が考えられています。例えば、平日は仕事があるために早朝に起床するのに対して、休日は起床時間がきわめて遅く、ほとんど室内で過ごす、休日は仕事とは異なる楽しいイベントに参加する、など活動に大きな違いがあるためのようです。そのため、休日でも平日と同じ程度の時間帯に起床し、買い物をしたり、散歩をとり入れたりして、月曜日に備えておくということも必要なことです。

　コロナ禍においてリモートワークによる在宅勤務に移行した企業は多く見られています。在宅勤務をする社員は、一見、自由な時間が増加し、余暇時間を有効利用できるようになると思ったはずです。しかし、通勤する必要がなくなったものの、私生活と仕事が同居する在宅勤務では、初期にさまざまな問題が起こっていたと聞きます。特に仕事中心で毎日の生活が回っていた中高年者は、在宅勤務によって自宅にいる時間が長くなり、食べ過ぎて体重を増加させたり、またコンピュータを前にして、夫婦や家族との関係を悪化させたりした人も多かったことでしょう。

　会社中心に生活を送っていたヤング中高年にとっては、仕事のやり方が変わり、会社の仕事後の仕事とも言われる打ち合わせや飲み会、また休日の付き合いも行われないために逆に時間を持て余すことになってしまっていたかもしれません。部下の仕事の監督や全体の仕事の段取りを考えるヤング中高年にとっては、部下と直接顔を合わせて指示ができないために、彼らを信頼できず、どうしても指示を出す回数や頻度が増えていきます。一方で部下の方も、上司の発言についてその意図が十分に理解できていないことも生じます。まさに、コロナの出現は、特に会社中心で生きてきたヤング中高年にとって、もとの生活にもどることを待つのではなく、いままでの生活を見直す機会ととらえた方がよいのではないでしょうか。

余暇時間の使い方と仕事のストレス、疲労感などの回復についてはいくつか興味深い研究があります。例えば、ドイツ・マンハイム大学のSonnentagらの研究（Sonnentag & Fritz, 2007）では、余暇時間をどのように過ごすかが仕事からの回復に影響を与えることを示唆しています。この研究では、仕事に伴う身体的、精神的負担からの回復に貢献するであろう「仕事から距離を置いた」余暇時間の特徴を「回復体験」という概念で説明しています。それらの体験とは、次の４つです。

①仕事からの精神的分離体験
②リラクセーション体験
③統制感を得る体験

④制御感を得る体験

①の仕事からの精神的分離体験とは、仕事から距離を置いているという主観的な体験であり、仕事での生活と自分の生活とのスイッチを切り、仕事と異なる種類の時間を設けることで、仕事に関する心配事や不安、とらわれから解放される体験のことです。②のリラクセーション体験とは、仕事の要求がないことによって、勤務時に経験している急性の負荷反応（例えば、心拍の上昇、血圧の上昇、ストレス）を低下させ、回復に役立たせる体験です。③の統制感を得る体験とは、仕事とは無関係な他領域における挑戦的な体験や学習（例えば、語学学習、山登り、新しい趣味の学習など）を行うことです。最後に、④の制御感を得る体験とは、余暇時間にどのような活動を行うのか、また同様に、いつ行うのか、どのように行うのかということを自分自身で決定できる程度、すなわち自己決定の度合いを指し、この体験は仕事を行うことによって消費してしまった活力や体力を再構築させ、回復に役立てることができます。

また別の研究（Sonnentag, Binnewies, & Mojza, 2008）では、会社での仕事が終わった後の過ごし方が睡眠の質、翌朝の気分、また働く意欲に影響を与えるということを示しています。この研究では、166名のドイツ人公務員を対象に、仕事が終わった夕方の精神的分離体験の度合いが低ければ、翌朝に否定的な気分や疲労感が強まり、一方、統制感を得る体験が多くなっていれば、翌朝の気分が肯定的になっていることを報告しています。要は、仕事が終われば仕事のことをすっきりと忘れ、考えないようにすること、また積極的に仕事とは違うことを行うことで仕事から生じる疲労感やストレスの回復が高まり、翌朝の気分によい影響を与えるということです。仕事が終わった後の過ごし方だけでなく、週末の過ごし方を工夫することで仕事の精神的、身体的な疲労感を回復させることができるのです。

第6章　メンタルヘルス・プロモーション活動を習慣化させる

ヤング中高年のみなさんは、現在メンタルヘルスをよくするための活動を意識して行っているでしょうか。私たちは、D県F市の公務員1055名を対象にした調査の中で「メンタルヘルスをよくするために意識してなにかを行っていますか」という質問をしました。左図は、この質問に対しての男女別の「行動変容ステージ」分布を示しています。

図にある「前熟考」とは、メンタルヘルスをよくすることを目的とした活動をまったく行おうとしていない、またこれからも行うつもりもないステージです。「熟考」は、近い将来行おうとは思っているが、現在はまだ行っていないステージです。これら2つのステージにいる人たちは、メンタルヘルスをよくするために意識してなにかを行ってはいない人たちです。次の「準備」は、始めたばかり、または不定期に行っているステージです。「実行」は、すでに行ってはいますが、まだ行い始めて6ヵ月未満のためにやめてしまうという危険性もあるステージです。最後の「維持」は6ヵ月を超えて定期的に行っているステージです。

「メンタルヘルスをよくするために意識してなにかを行っている」公務員の行動変容ステージ分布

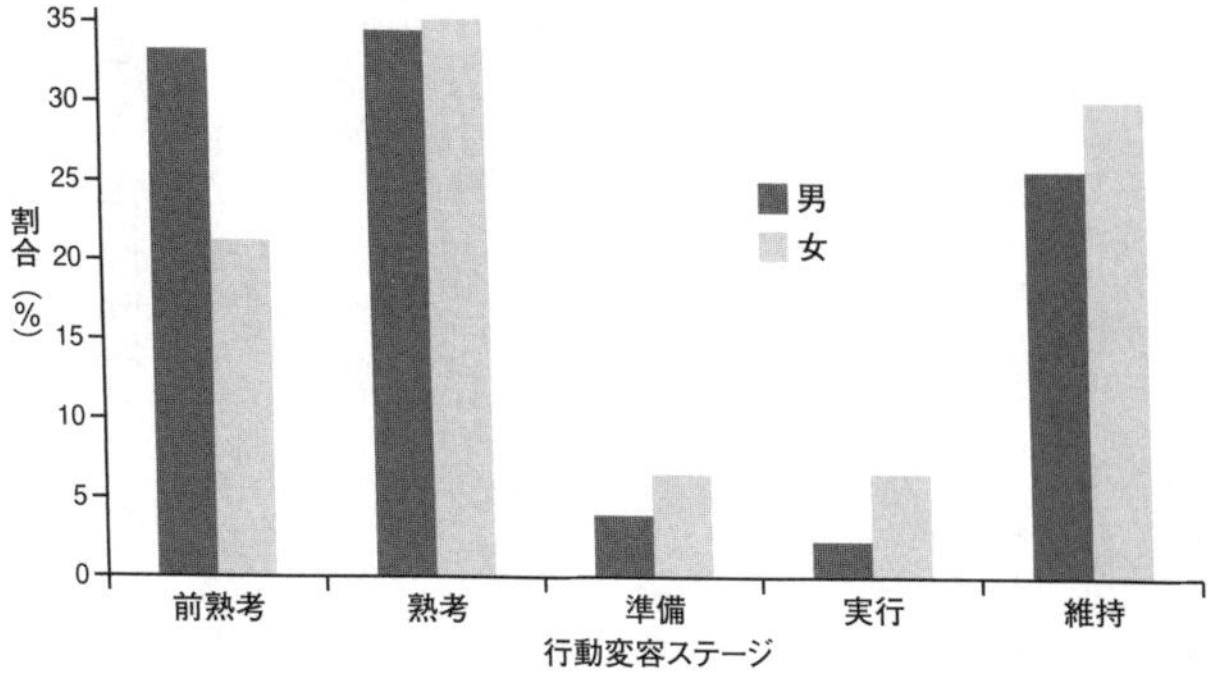

出典：竹中晃二（2018）.「メンタルヘルス・プロモーション：その普及啓発」『ストレス科学』32(4), 313-322.

この図を見ると、維持ステージにいる人が男女とも25～30％いる一方で、前熟考（現在もこれからも行うつもりはない）および熟考ステージ（行っていないが近い将来行いたい）に属する人たち、つまりなにも行っていない人たちは男女合わせて64％を占めていました。この結果から、対象となっている大半の人たちが能動的に人生を豊かにする工夫を行っていないことがわかります。行動変容の観点でステージを上げていくためにどのような工夫が必要でしょうか。

ヤング中高年におけるメンタルヘルス・プロモーション活動の実施は？

先の行動変容ステージ調査では、メンタルヘルスをよくするために行っている具体的な活動について詳しく聞いていません。ただ「行っているかどうか」をもとに判定しただけです。次に、メンタルヘルス・プロモーションの具体的内容について考えてみましょう。

まず、みなさんが日頃どのようなメンタルヘルス・プロモーション活動を行っているのかを評価してもらいます。次ページの質問は、私たちが開発したメンタルヘルス・プロモーション行動の実施状況を評価する質問項目です。回答は、「まったく行っていない（1点）」、「あまり行っていない（2点）」、「どちらともいえない（3点）」、「しばしば行っている（4点）」、「よく行っている（5点）」から選択してください。

この評価尺度では、メンタルヘルス・プロモーション行動を8項目で構成しています。身体活動、平日の文化活動、休日の文化活動、対人コミュニケーション、積極的リラクセーション行動、ボランティア活動、新規活動への興味と参加、集団への所属、です。

成人男性177名、成人女性92名を対象にして私たちが行った調査では、身体活動の平

メンタルヘルス・プロモーション行動評価尺度

Q1　身体活動：ウォーキングや体操といった
身体を動かす活動を行っている。

Q2　平日の文化活動：日頃から読書や音楽鑑賞などを行っている。

Q3　休日の文化活動：休日には、趣味の行事、映画鑑賞、
美術展めぐりなどを行っている。

Q4　対人コミュニケーション：日頃から友人と関わりを持っている。

Q5　積極的リラクセーション行動：お風呂に長く入る、
適度に飲酒するなど、自分がリラックスできる活動を
積極的に行っている。

Q6　ボランティア活動：人の役に立つ活動や人を援助する活動を
行っている。

Q7　新規活動への興味と参加：いままでやったことのないような
新しい活動や学習に挑戦している。

Q8　集団への所属：趣味の会、旅行の会などの集団活動の会に
所属して活動している。

出典：メンタルヘルス・プロモーション行動評価尺度（島崎・李・小沼・飯尾・竹中, 2015）

均値が２・３８、平日の文化活動の平均値が３・０９、休日の文化活動の平均値が２・７１、対人コミュニケーションの平均値が３・０２、積極的リラクセーション行動の平均値が３・４９、ボランティア活動の平均値が１・９６、新規活動への興味と参加の平均値が１・８０、集団への所属の平均値が２・０８というように、前半の５活動に比べて、後半の３活動の平均値が低い結果でした。

みなさんの点数はいかがでしたか。好みに応じて行う活動ですから、項目によっては数値が高い、あるいは低いということがあるかもしれません。それよりも、それぞれの項目がどれも点数が低い、つまり「まったく行っていない（1点）」、「あまり行っていない（2点）」という回答が多い方はご自分のポジティブ・メンタルヘルスを高めるためになにかを行う必要があります。

活動の優先順位を上げる

人は、自分が病気にならないと健康の恩恵を感じることができません。例えば減量、シェイプアップ、健康増進、体力強化を行う、また血液の生化学的指標を改善させるというように、中・長期的に続けなければ得られないようなことを億劫《おっくう》に思うものです。メンタルヘルスも同じです。特別に時間を割いてまで意識的にやり続けようとはしません。ヤング中高年の毎日の生活は、仕事、会議、子どもの世話、家事など目の前にこなしていかなければいけない多くの雑務があふれています。そのため、メンタルヘルスを養うという活動は、ほかの雑務と比べて優先順位が低くなってしまいがちです。つまり、メンタルヘルスをよくするという活動の優先順位が上昇しない限り、活動の習慣者を増やすことは難しいということになります。

メンタルヘルスを悪くさせないために、あるいはよくするために、知っているだけ、研修を受けて知識としてわかっているだけでは効果が発揮できません。やってみる、そして継続することで効果を発揮すること、継続・習慣化には異なるアプローチが必要です。ではどのように習慣化させることができるのでしょうか。

みなさんは、「可処分時間」という用語をご存じでしょうか。可処分時間とは、1日の中で、例えば仕事、家事、睡眠、食事のように生命や生活の維持に必要とされる時間を除いた時間のことです。人々が自分の意思で自由に使える時間を指します。いまや仕事や家事などを除く個人の可処分時間に占める活動は、ゲームのプレイ、音楽や動画の視聴、スマホの操作などに奪われており、魅力のある娯楽内容があふれています。そのため、人々の可処分時間にメンタルヘルス・プロモーション活動をとり入れさせるためには、これらの競争相手よりも強烈な魅力を持たせること、また競合相手との棲《す》み分けを考える必要があります。そうです、まさに気晴らしの域を超えて、競争相手に勝てる好きなこと、楽しいことを行うことです。一方、通勤時や仕事の合間など「非可処分時間」内で行える活動にも目を向けるとよいかもしれません。例えば、通勤の電車の中で車窓に映る風景を眺める、仕事が一区切りしたら立ち上がって軽いストレッチを行う、などです。このような活動をいかにうまくとり入れるかが今後メンタルヘルス・プロモーション活動の実践者を増やす入り口になるかもしれないと考えています。

イフ・ゼン・プランを使って習慣化を促す

ヤング中高年のみなさんには、「イフ・ゼン・プラン」という方法を紹介したいと思います。これは、多様な健康行動ですでに効果が実証されている実行意図手法（implementation intentions: Gollwitzer, 1999）です。

人は、健康になりたい、痩せたい、成績を上げたいという自身の目標を達成するために、どのような行動（例えば、運動する、健康的な食事を摂る、勉強をがんばる）を行えばよいのかについてはすでに知っています。しかし、行動の継続は思うほど容易ではありません。実行意図手法は、目標達成に必要な行動を継続させるために開発された方略で、遭遇することが予期される状況的な手がかり（if＝イフ）に応じて、実践する行動（then＝ゼン）を明示したイフ・ゼン・プランを設定するというものです。例えば、くるまに乗り込んだ時に（イフ）、シートベルトを着用する（ゼン）といったように、「安全」という望むべき目的を実現するために、予期される状況とその際に行うべき反応をあらかじめ特定化しておき、意識的にその組み合わせを行うことで習慣化しやすくします（Gollwitzer & Sheeran, 2006）。ほかの例では、入浴する際に更衣所で服を脱いだ時に（イフ）、体重計に乗って体重をチェックする（ゼン）、就寝前に洗面所で（イフ）、歯を磨く（ゼン）などです。

このイフ・ゼン・プランを用い、必要な行動を促進させる試みが紹介されています（Watkins, 2018）。うつ病患者やうつ症状を抱える人たちは、気分がよいと感じている時にしか活動しない、逆に気分が悪ければ活動を延期するということがよく見られます。そのため、彼らにイフ・ゼン・プランを使ってもらうことで、気分とは無関係に特定の場所や時間帯に応じて計画を実践させることができます。また、イフ・ゼン・プランは、気分の落ち込みに影響を与えるネガティブな反すうを妨害したり、その思いを断ちきったりすることに役立ちます。例えば、患者がネガティブな反すうに関わる警告サインに気づいたとして、写真を見て嫌なことを思い出したりすれば（イフ）、そのネガティブな反すうを行わないようにストップと叫ぶ、あるいはその反すうを行う代わりに深呼吸やリラクセーションを行うなど、新たな習慣を開発させることができます。

みなさんにおすすめのイフ・ゼン・プランの例をお示ししましょう。左図は、私たちが人々に対してメンタルヘルス・プロモーション介入を行う際に用いているイフ・ゼン・プラン記入シートです。シートには、イフ・ゼン・プラン①とイフ・ゼン・プラン②の2種類のプランを設定できるように例を示しています。

イフ・ゼン・プラン①では、「このような気分」を自覚したら、その時に短時間で行う「気分の不調を解消する活動」をあらかじめ決めておくようにデザインされています。シートの例では、「このような気分になったら」として、心配事が頭に浮かんだら、心配で胸がドキドキし始めたら、疲れやすいと感じたら、気分が重いと感じたら、ため息が出たら、という例をあげています。それに対して、「気分の不調を解消する活動」として、深呼吸を数回、軽くストレッチ、楽しいことを考える、外の景色を眺める、好きな音楽を聴く、というような例を示しています。以上のように、「イフ：気分の不調の自覚症状」と

イフ・ゼン・プラン記入シート

イフ・ゼン・プラン❶ 「このような気分」を自覚したら、その時に短時間で行う「気分の不調を解消する活動」をあらかじめ決めておきましょう。

気分の不調を自覚した時に行う活動

if 気分の不調の自覚症状

then 短時間で行う活動

例

if このような気分になったら

- 心配事が頭に浮かんだら
- 心配で胸がドキドキし始めたら
- 疲れやすいと感じたら
- 気分が重いと感じたら
- ため息が出たら

then 気分の不調を解消する活動

- 深呼吸を数回
- 軽くストレッチ
- 楽しいことを考える
- 外の景色を眺める
- 好きな音楽を聴く

実行できる程度はどれくらい?

行う自信がまったくない ← 1　2　3　4　5　6　7 → 完璧に行うことができる

イフ・ゼン・プラン❷ 決まった時間帯、場所、状況で、気分の不調を予防する活動を行いましょう。

規則的に行う活動

if 決まった時間帯、場所、状況

then 気分の不調を予防する活動

例

if 決まった時間帯、場所、状況

- 朝起きてすぐに
- 通勤電車の中で
- お昼休みに
- 帰宅後すぐに
- 就寝時にベッドに入ったら

then 気分の不調を予防する活動

- ストレッチを10分間行う
- 腹式呼吸を10分間行う
- 緑の多いところを散歩する
- 飼い犬・猫を抱き上げる
- 今日あったよいことを思い浮かべる

実行できる程度はどれくらい?

行う自信がまったくない ← 1　2　3　4　5　6　7 → 完璧に行うことができる

2種類のイフ・ゼン・プランを実行できる自信の程度はどれくらいあるでしょうか。1から7の数字に◯をつけてください。

「ゼン：短時間で行う活動」の組み合わせをあらかじめ決めておき、頭の中でリハーサルをしておくことで、イフに気づいたらゼンを行うようにするのです。あなたにとって、日頃よく感じる気分の不調はなんでしょうか。またそれを感じたらすぐさま行える活動を書き込んでおきましょう。

次にイフ・ゼン・プラン②です。イフ・ゼン・プラン②は、決まった時間帯、場所、状況で気分の不調を予防する活動です。イフ「決まった時間帯、場所、状況」としては、朝起きてすぐに、通勤電車の中で、お昼休みに、帰宅後すぐに、就寝時にベッドに入ったら、を例にあげており、その際に行えるゼン「気分の不調を予防する活動」としては、ストレッチを10分間行う、腹式呼吸を10分間行う、緑の多いところを散歩する、飼い犬・猫を抱き上げる、今日あったよいことを思い浮かべる、を例にあげています。イフ・ゼン・プラン①が気分の不調への気づきをイフにして、その際に気分解消を行える短時間の活動との組み合わせを設定するのに対して、イフ・ゼン・プラン②では規則的に、少し時間をかけて行うことを想定しています。日常生活や仕事上で必ず遭遇するイフをシートに記入し、そのイフに続いて行うことが可能なゼンを書き込んでください。

イフ・ゼン・プラン介入の実際

ヤング中高年のみなさんがイフ・ゼン・プランの内容をイメージできるように、私たちが実際に行っている介入研究の内容を2例紹介しましょう。これらの介入研究では、必ずしもみなさんと同じヤング中高年に限定していませんでしたが、中高年者が占める割合はかなり高いものでした。

1つ目は長時間勤務による過労が目立つ教員を対象に行ったイフ・ゼン・プラン介入です（竹中・上地・綾田 2020）。教員は、教職という特殊な職業に従事しているために、単に勤務時間の短縮や職場環境の整備だけで精神疾患を含むメンタルヘルスの問題を防ぐことが困難です。そのため、教員という職種の特徴を反映させつつ、自助で行え、しかも日常生活や仕事中においても受け入れやすい予防的方略の普及が必要とされています。私たちが行った介入研究は、個々の教員が抱えるストレッサー（ストレス源）に焦点を絞り、その内容に合わせて実践する活動の習慣化を強化する試みでした。

方法として、イフ・ゼン・プラン①を適用しました。つまり、それぞれの教員の気分の不調を誘発させている内容、例えば授業関連、児童との関係、保護者対応、校務関連の中で特にしんどい、嫌だ、気が進まないと思う内容をイフとして設定してもらい、その際に気分の不調を回復させる短時間で簡易なゼンの活動を組み合わせて実践してもらいました。ゼンの内容は、以下の3種類の方略です。

①自分の価値や得意なことに注目する（自己肯定方略）
②リラクセーションや身体活動を行う（行動的方略）
③対象外の内容に注意を向ける（認知的方略）

2週間、このイフ・ゼン・プラン①を実践してもらった結果、気分不調の改善に効果が見られました。イフ・ゼン・プランを「行えた」と回答した教員の中で「イフに出合う機会が多かった、あるいはイフによく気がついた」と答えた教員は70・4%にのぼりました。また、「イフに気づいてゼンを行うことにつながった」、および「イフとゼンの組み合わせを意識できた」の質問に対して「行えた」と回答した教員では92・6%の教員が「イフに気づいてゼンを行うことにつながった」という回答をしました。これらの結果から、イフ・ゼン・プランをうまく実行するためには、気づきやすいイフの設定とそれに続きやすいゼンの内容との組み合わせが重要であることがわかりました。

もうひとつの介入例は、団体職員を対象としたイフ・ゼン・プラン②の適用です（竹中・上地・吉田 2021）。広域関東圏における全国健康保険協会A支部に勤務する職員を対象に、イフ・ゼン・プラン②を職員自身で作成してもらい、その計画を2週間実施するように依頼しました。

この介入では、先の教員対象で設定してもらったイフの内容とは異なり、起床したら、通勤電車の中で、勤務先に到着したら、昼食が終わったら、終業のブザーが鳴ったら、など日常生活でよく遭遇する（いつも気がつく）時間帯、場所、状況をイフとし、ゼンの活動も自分がもっとも気分をよくする内容を設定してもらいました。参加者には、イフ・ゼン・プラン②のシートを自宅あるいは職場内で目につきやすいところに貼付してもらい、2週間意識してその内容を実施するように依頼しました。

その結果、139ページで紹介したメンタルヘルス・プロモーション行動評価尺度のうち、いままでに行ったことのない新しい活動や学習への挑戦の点数と趣味の会や旅行の会などを通した集団活動の点数も増加を示しました。このように、イフ・ゼン・プランを設定して実施することでメンタルヘルス・プロモーション活動が増加し、のちに行った面接調査の結果でも、このメンタルヘルス介入について高評価をいただきました。

ヤング中高年のみなさんも、イフ・ゼン・プラン①でも②でもかまいませんので、できそうな内容から始めてみてはいかがでしょうか。

第7章　まわりの人のメンタルヘルスをよくする

本章では、ヤング中高年のみなさんがまわりの人たち、例えば同僚や部下に対してどのように接していけば、彼らのメンタルヘルスがよい状態でいられるかについて解説したいと思います。

1つ目は、「他者へのABC活動」と称して、まわりの人のメンタルヘルスがよい状態でいられるように、みなさんがどのように接していったらよいかを示します。続いて、まわりの人たちが相談しやすい環境をどのように整えるか、援助要請をさせやすくすることを目的とした働きかけを紹介します。

他者へのABC活動（部下との接し方）

ヤング中高年のみなさんは以前から管理職対象のメンタルヘルス・サポートに関する研修に参加され、臨床心理学やカウンセリング心理学の原理をもとにしたセミナーを受講しておられたことでしょう。しかし、実際の職場、仕事の場面にもどれば、それらの知識が

他者へのABC活動

Act アクト
アクティブな関わりを持つ

彼らの
話を聞く

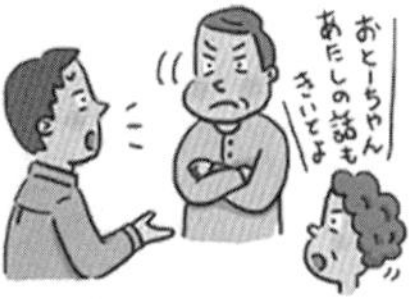

彼らが行っていることに
注意を向ける

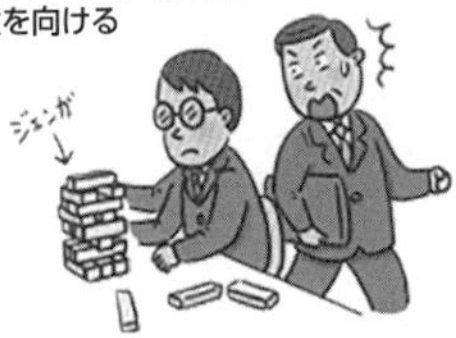

Build ビルド
能力をビルドする（育てる）

彼らに行うべき、仕事や作業などの
内容を丁寧に教える

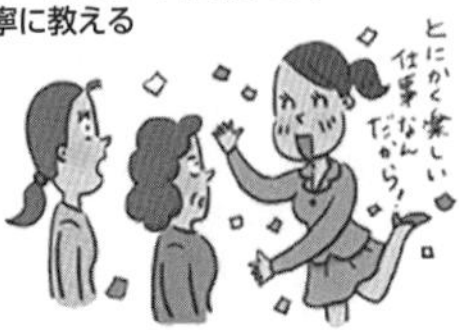

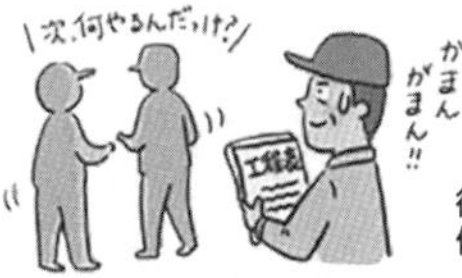

彼らがいま行っている、
仕事や作業などの内容を見守る

Celebrate セレブレイト
セレブレイトする（褒める、認める）

彼らが行った、仕事や作業などの
成果を褒めてあげる

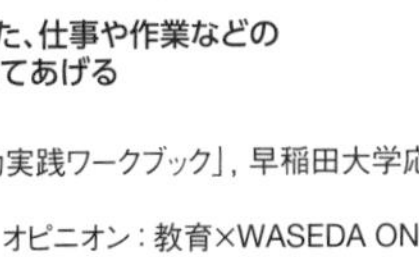

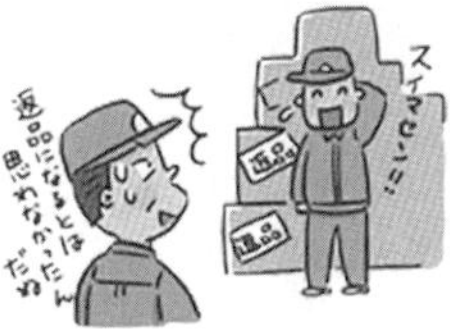

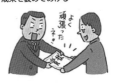

彼らが行った、仕事や作業などの
内容を認めてあげる

竹中晃二・上地広昭・島崎崇史：「こころのABC活動実践ワークブック」，早稲田大学応用健康科学研究室・サンライフ企画, 2015.
竹中晃二：「『なんとなく憂うつ』現代メンヘラ処方箋」．オピニオン：教育×WASEDA ONLINE, 2017. (https://yab.yomiuri.co.jp/adv/wol/opinion/society_170619.html) ［2021.5.29確認］

どれほどの効果を発揮するでしょうか。私は、メンタルヘルス対策も仕事の中で成就するべきと考えます。ここで述べる「他者へのＡＢＣ活動」の内容は、Ａ：Act「アクティブな関わりを持つ」、Ｂ：Build「能力をビルドする（育てる）」、Ｃ：Celebrate「セレブレイトする（褒める、認める）」です。部下の立場に立てば、上司のことを日頃は口うるさいけれども、しっかりと私を見てくれていて、育ててくれていると見ていれば、上司との関係も円満です。特に部下には、接近し過ぎないように適度な距離を保ち、温かい目で育てるという意識を持ち、うまくいった時にはよくやったと認める、このＡＢＣを意識した関わり方が重要だと考えます。

援助要請をさせやすくする

職場で日頃から声をかけ合うことは、お互いに相手に相談しやすくなることにつながります。メンタルヘルスに問題を持つ人は、その気持ちを誰かに伝えたり、ましてや専門家に相談したりするということはハードルが高いと考えがちです。専門家も問題を抱える人をいかに相談のテーブルにつかせるか、連絡させるかという援助要請を促すことに難しさ

DJB（大丈夫?）キャンペーン

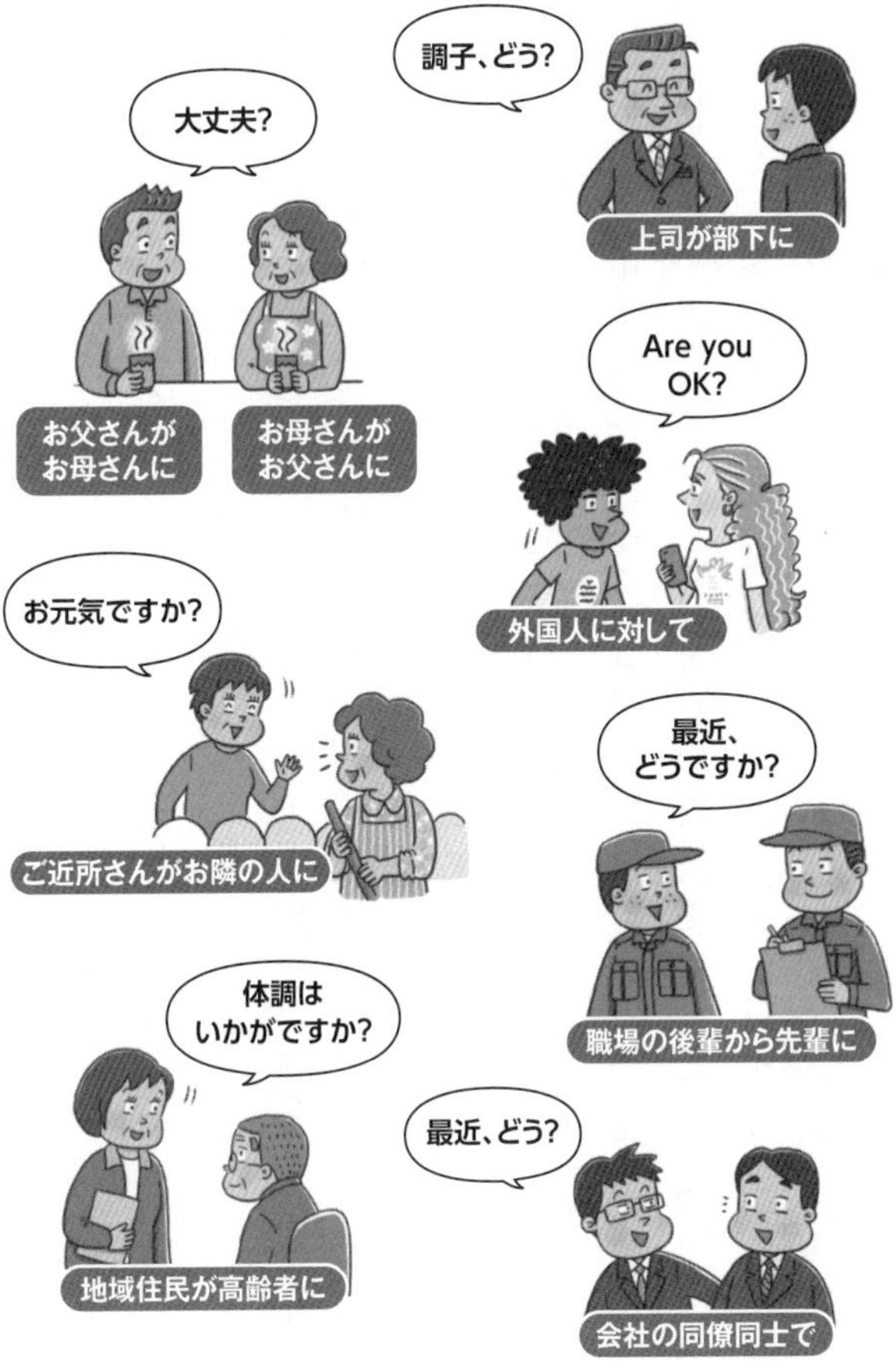
調子、どう?
上司が部下に
大丈夫?
お父さんが
お母さんに
お母さんが
お父さんに
Are you
OK?
外国人に対して
お元気ですか?
ご近所さんがお隣の人に
最近、
どうですか?
職場の後輩から先輩に
体調は
いかがですか?
地域住民が高齢者に
最近、どう?
会社の同僚同士で

竹中晃二・上地広昭・島崎崇史：「こころのABC活動実践ワークブック」，早稲田大学応用健康科学研究室・サンライフ企画，2015.
竹中晃二：「『なんとなく憂うつ』現代メンヘラ処方箋」．オピニオン：教育×WASEDA ONLINE, 2017.（https://yab.yomiuri.co.jp/adv/wol/opinion/society_170619.html）［2021.5.29確認］

を感じています。オーストラリアで行われている“R U OK?（Are you OK?）”は、“R U OK?”と声をかけること、つまり人々と定期的に簡単な声がけをして、それをきっかけに会話を行うことで地域メンバーを元気づけたり励ましたりするキャンペーンであり、自殺を防止するために実施されています。私たちも、DJB（大丈夫？）キャンペーンと称して、メンタルヘルスに問題を持つ（かもしれない）人を含めて、彼らが相談しやすいように、さまざまな声がけをすることを促しています。

職場のパワハラ防止を目的とした感情調整

近年、職場におけるメンタルヘルス不調が問題となり、従業員の早期離職や長期休職が相次いでいます。中小企業が加盟する全国健康保険協会の「全国健康保険協会管掌健康保険現金給付受給者状況調査報告」（全国健康保険協会2019）によれば、傷病手当金の受給の原因となっている傷病別件数の割合は精神および行動の障害が31・30％ともっとも高くなっています。精神および行動の障害、すなわちメンタルヘルス不調関連の障害をきたす要因には、仕事そのものから生じるストレスのほか、職場の人間関係によるものも多いのですが、その中でも、近年、従業員のメンタルヘルス不調を招くことで特に注目されている原因のひとつにパワーハラスメント（以後、パワハラと略す）行為があります。

職場には、嫌な上司もいる一方で嫌な部下もいます。お互いに毅然とした態度で指摘すべきことは指摘し、強弱をつけた関わりが必要とは思いますが、上下関係が存在すると後々の人間関係をうまく築くことが難しくなります。職場のパワハラとは、厚生労働省（2018）の資料によれば、以下の3要素をすべて満たしているものをいいます。

①優越的な関係に基づいて（優位性を背景に）行われること
②業務の適正な範囲を超えて行われること
③身体的若《も》しくは精神的な苦痛を与えること、又は就業環境を害すること

同資料によれば、パワハラの具体的内容としては、上司から部下に対する

①身体的な攻撃（殴打、足蹴りなど）

②精神的な攻撃（人格否定の発言など）
③人間関係からの切り離し（仕事外し、長期的な隔離、自宅研修をさせるなど）
④過大な要求（長期間にわたって肉体的苦痛を伴う過酷な環境下で直接関係のない作業を命ずるなど）
⑤過小な要求（誰でも遂行可能な受付業務を行わせるなど）
⑥個の侵害（プライバシーの侵害、職場内外での継続的な監視、ほかの従業員に接触しないように働きかけたりするなど）

これら6類型に分類されています。

職場のパワハラは、もちろん、被害者に及ぼす影響を慮《おもんぱか》れば人道上許されない行為です。しかし、パワハラととらえるか否かの判断は被害者の主観に基づくものであり、それによってパワハラ行為が認定され、裁判事例が示されるなど、パワハラの被害やその後の罰則が強調されるばかりです。これらパワハラ行為の抑制を目的として行われている研修や講習会でも、被害状況やその後の罰則が強調されています。しかし、パワハラ認定が被害者サイドからの一方的な糾弾によってなされるために、一部「逆パワハラ」という用語も耳にするようになってきました。そのため、職場において「人を育てる」立場にある上司が部下に対して言うべきことも言えずに萎縮したり、気を遣い過ぎて職場全体の人間関係がぎくしゃくしたりする状態も見られるようになっています。

本来、パワハラ行為を抑制させるためには、パワハラを行えば罰則があるからしない、または発言を我慢しなければいけないと考えさせるのではなく、思わず大声を上げたり、怒りを伴って反応してしまったりする衝動的な言動や行為をうまく制御する方法を学ばせるなど、視点の転換が求められます。その際には、上司にあたる人や同僚間において、その行為を日頃から意識し、継続的に実践できるように、単純で実践しやすい方法を示す必要があると考えます。

そこで、私たちはパワハラ防止リーフレットの開発を行いました。従来のパワハラ防止に関わる啓発ポスター・リーフレットは、ただパワハラの被害者への悪影響や人権侵害、また罰則を強調するだけで、パワハラに代わる効果的な指示・指導方法や諭し方は示されていません。パワハラを行わなくてもよくなる具体的な抑制方法、またパワハラによる指示や指導などに代わる有効な具体的方法を示し、職場において普及・啓発する必要があります。

パワハラ防止に適用する感情調整

パワハラ防止のためにはStop-Relax-Thinkという感情調整の方法が有効です。Stopとは、ヤング中高年のみなさんが、部下に対して気に入らないと思ってしまうこと、イライラしてしまうことなどの高ぶる感情や考えを一旦止めることです。例えば、「ストップ」と自分に言い聞かせる、天井を見てから窓の外を見る、一回深呼吸をするなどです。次にRelaxとは、そういう感情に気づいた時にすぐさま短時間でできるリラクセーションを行うことです。例えば、自分に「落ち着いて」と言う、肩や腕のストレッチを行う、目を閉じて呼吸を整えるなどです。最後にThinkでは、現実的な解決方法を考えます。同僚やお客さんの前ではなく個別に呼んで話す、まずは相手の考えを聞いて否定しないで解決法を話し合う、いまできる範囲の対処法を考えて内容を整理する、などです。Stop-Relax-Thinkは、感情調整をうまく行うための一連の流れを示しています。

Stop-Relax-Think のそれぞれ3英単語の連続は、従来から単純で理解しやすいという理由で、鉄道運転の業務や火災防止の点検に、また渋滞時の運転における焦燥感の緩和の標語としても使用されています（Chapman, Shedlacka, & France, 2006）。

このStop-Relax-Think は、従来、衝動の統制、すなわち感情の高まりに伴って衝動的に行動してしまうことを抑制する方法としても適用されています。例えば、子どもが魅力的な広告に対して衝動的に購買してしまう行動の制御（Rozendaal, Lapierre, van Reijmersdal, & Buijzen, 2011）や衝動性の高い子どもを対象としたボードゲームにも適用されています（Bridges, 1990）。また、パワハラ防止のためには、142ページで紹介したイフ・ゼン・プランも有効な方法です。

第8章　コロナ禍におけるメンタルヘルス・プロモーション

コロナの感染が最初に日本で公表されて以来、ずいぶんと時がたちました。感染拡大が続く中、数回の緊急事態宣言が発令され、私たちは長く自粛生活を強いられました。その後も都道府県ごとにまん延防止等重点措置が適用されるなど人々の行動制限だけでなく、経済面でも大きな負担を強いられました。感染が拡大し続ける当初においては、感染者数や死亡者数の統計、また行動制限に伴う経済活動の復旧に大きな注目が集まる一方で、関連するメンタルヘルス問題（気分症状の不調を含む）への対処や予防に特化した試みが十分に行われていませんでした。同時に、感染拡大に伴って、医療機関などのメンタルヘルス・サービスの利用が大きく制限され、従来型のメンタルヘルス対策が十分に機能してはいませんでした。その理由は、感染を恐れるために、医療機関を中心とするメンタルヘルス・サービスへの援助要請が滞っていたからです。移動制限やソーシャル・ディスタンスの推奨に伴い、友人や家族、職場の同僚にいたるまでのソーシャル・ネットワーク（個人と個人、個人と集団、集団と集団などの関係のあり方）が制限されていました。

大学では当初校内に入ることが規制され、授業はすべてオンラインに切り替わりました。サークル活動も中止になり、新入生は思い描いていた大学生活を送ることもできませんでした。若い人から高齢者までが自粛生活と行動制限、そして感染防止に気を遣う日々を送る中、人々のストレスは高じるばかりでした。

コロナ禍にいる人たちを対象に感染への不安や自粛生活を送るストレスに対処するためになにかできないか。私たちは、コロナ禍でも、みなさんがメンタルヘルスをよい状態に保つ術を示すポスターを制作し、研究室のホームページや日本健康心理学会のホームページに「新型コロナウイルス感染症（COVID-19）への対応についての情報提供コーナー」を掲示してもらいました（https://kenkoshinri.jp/news/covid.html）。

緊急事態宣言が発令された当時に制作したメンタルヘルス・プロモーションのポスターでは、「こころのＡＢＣ活動」をベースに、しかし「３密」を避けてほしいという注意書きを含めて、メンタルヘルスをよくする工夫を伝えました。

医療従事者へのメンタルヘルス・プロモーション

コロナの収束がおぼつかない中、緊迫した業務の中で対応に追われる医療従事者を対象にしたメンタルヘルス不調の予防対策は必須です。

医療機関において業務の手順や緊急時の対応については、すでにマニュアル化されていると考えられますが、突発的な事態が起こった際に、また継続するストレス下では感情調整が重要となります。そのため、医療従事者の動揺を鎮め、適切な行動をとるための方法として先のStop-Relax-Thinkの適用を提案しています。また、医療従事者用のメッセージポスターでは、継続してリラクセーションを行えるように手指洗浄（イフ）とリラクセーション（ゼン）を組み合わせたイフ・ゼン・プランの実践も推奨しています。

メッセージポスターの掲載および評価

これらのポスターは、日本健康心理学会ウェブサイトや早稲田大学大学院人間科学研究科竹中研究室ウェブサイト（http://takenaka-waseda.jp/）を主な掲載先としていたのですが、

コロナの感染拡大に伴う医療従事者へのメッセージポスター（感情調整）

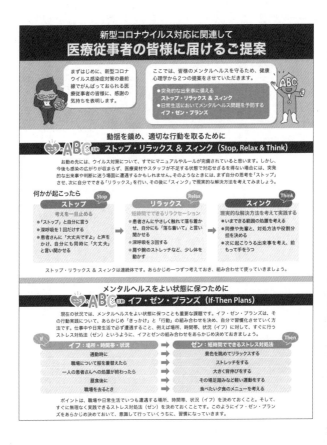

新型コロナウイルス対応に関連して

医療従事者の皆様に届けるご提案

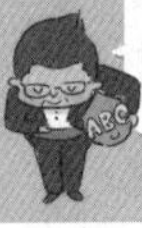

まずはじめに、新型コロナウイルス感染症対策の最前線でがんばっておられる医療従事者の皆様に、感謝の気持ちを表明します。

ここでは、皆様のメンタルヘルスを守るため、健康心理学から2つの提案をさせていただきます。

- 突発的な出来事に備える **ストップ・リラックス & スィンク**
- 日常生活においてメンタルヘルス問題を予防する **イフ・ゼン・プランズ**

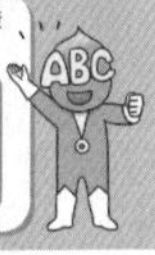

動揺を鎮め、適切な行動を取るために

こころのABC活動 ストップ・リラックス & スィンク（Stop, Relax & Think）

お勤め先には、ウイルス対策について、すでにマニュアルやルールが完備されていると思います。しかし、今後も感染の広がりが収まらず、医療資材やスタッフが不足する状態で対応せざるを得ない場合には、突発的な出来事や判断に迷う場面に遭遇するかもしれません。そのようなときには、まず自分の思考を「ストップ」させ、次に自分でできる「リラックス」を行い、その後に「スィンク」で現実的な解決方法を考えてみましょう。

何かが起こったら

ストップ（Stop）

考えを一旦止める

- 「ストップ」と自分に言う
- 深呼吸を1回だけする
- 患者さんに「大丈夫ですよ」と声をかけ、自分にも同時に「大丈夫」と言い聞かせる

➡

リラックス（Relax）

短時間でできるリラクセーション

- 患者さんにやさしく触れて落ち着かせ、自分にも「落ち着いて」と言い聞かせる
- 深呼吸を3回する
- 肩や腕のストレッチなど、少し体を動かす

➡

スィンク（Think）

現実的な解決方法を考えて実践する

- いまできる範囲の処置を考える
- 同僚や先輩と、対処方法や役割分担を決める
- 次に起こりうる出来事を考え、前もって手をうつ

ストップ・リラックス & スィンクは連続体です。あらかじめ一つずつ考えておき、組み合わせて使っていきましょう。

メンタルヘルスをよい状態に保つために

こころのABC活動 イフ・ゼン・プランズ（If-Then Plans）

現在の状況では、メンタルヘルスをよい状態に保つことも重要な課題です。イフ・ゼン・プランズは、その行動実践について、あらかじめ「きっかけ」と「行動」の組み合わせを決め、自分で習慣化させていく方法です。仕事中や日常生活で必ず遭遇すること、例えば場所、時間帯、状況（イフ）に対して、すぐに行うストレス対処法（ゼン）というように、イフとゼンの組み合わせをあらかじめ決めておきましょう。

イフ：場所・時間帯・状況（If）		ゼン：短時間でできるストレス対処法（Then）
通勤時に	➡	景色を眺めてリラックスする
職場について服を着替えたら	➡	ストレッチをする
一人の患者さんへの処置が終わったら	➡	大きく背伸びをする
昼食後に	➡	その場足踏みなど軽い運動をする
職場を去るとき	➡	食べたい夕食のメニューを考える

ポイントは、職場や日常生活でいつも遭遇する場所、時間帯、状況（イフ）を決めておくこと。そして、すぐに無理なく実践できるストレス対処法（ゼン）を決めておくことです。このようにイフ・ゼン・プランズをあらかじめ決めておいて、意識して行っていくうちに、習慣になっていきます。

ほかにも休園が長く続く大手テーマパーク運営会社の労組やテレワーク勤務が続く製薬会社、地方自治体からも利用の依頼があり、提供しました。また、これらの掲載については マスコミでも紹介されました。

これらのメッセージポスターの評価については、一部、インターネット調査で効果の検証を行っており、日本健康心理学会第33回バーチャル大会シンポジウム「新型コロナウイルス感染症への対策に関する情報提供—健康心理学からのアプローチ—」および第12回日本ヘルスコミュニケーション学会学術集会でも発表しています。

以上、コロナの感染拡大について収束の見込みが立たない不安な状況では、全体的予防戦略、すなわち症状の有無にかかわらず、視覚的に情報提供を行うことでメンタルヘルスへの効果を期待したいと考えます。私たちにとって、日常の行動が制約されている中で、メンタルヘルスを整える必要性は大きく、特に医療機関で治療や感染拡大と闘っている医療従事者にこそ求められます。

コロナの感染拡大に伴う医療従事者へのメッセージポスター（手指洗浄）

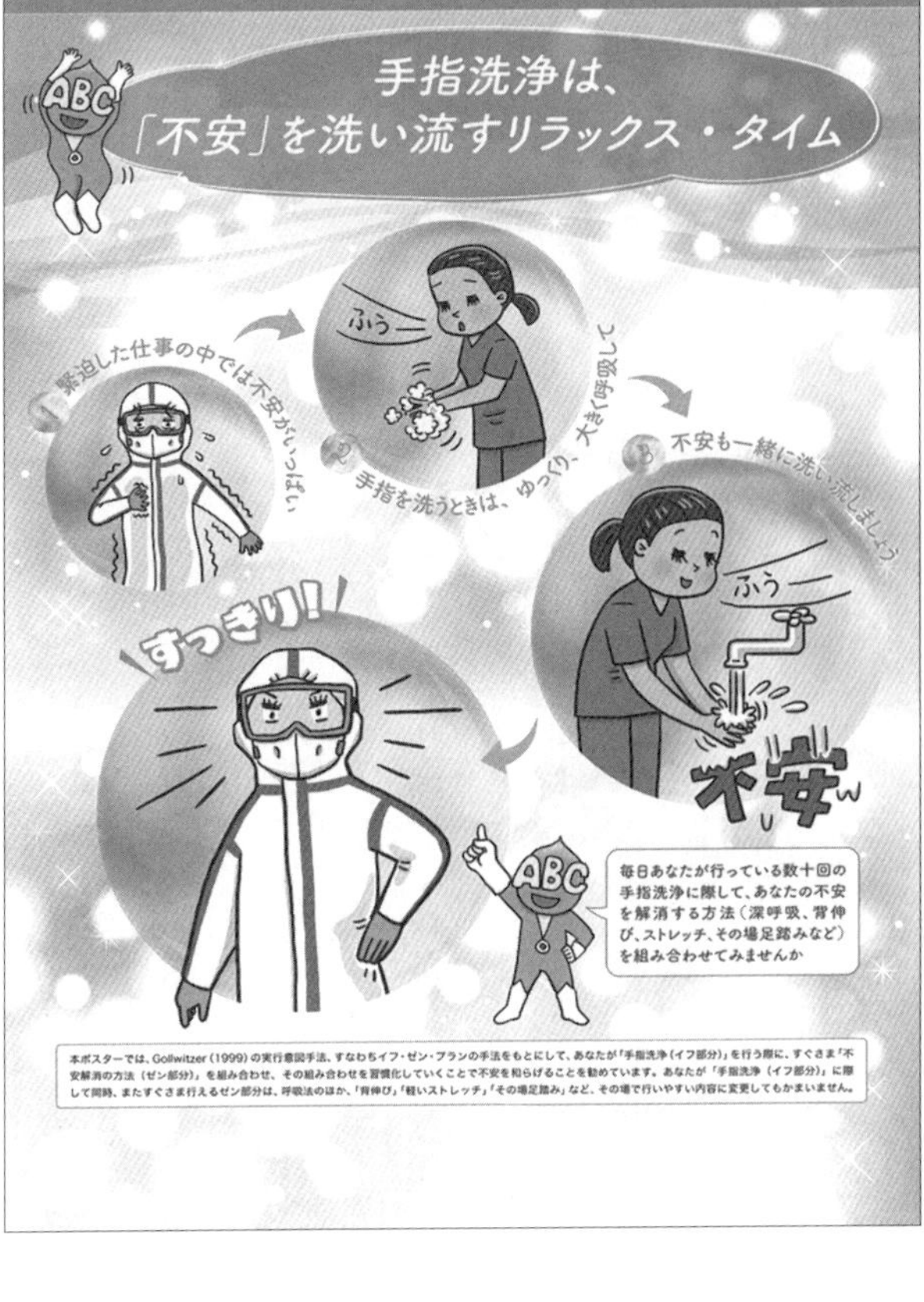
手指洗浄は、
「不安」を洗い流すリラックス・タイム
緊迫した仕事の中では不安がいっぱい
ふう
手指を洗うときは、ゆっくり、大きく呼吸して
不安も一緒に洗い流しましょう
ふう
不安
すっきり！
毎日あなたが行っている数十回の手指洗浄に際して、あなたの不安を解消する方法（深呼吸、背伸び、ストレッチ、その場足踏みなど）を組み合わせてみませんか
本ポスターでは、Gollwitzer（1999）の実行意図手法、すなわちイフ・ゼン・プランの手法をもとにして、あなたが「手指洗浄（イフ部分）」を行う際に、すぐさま「不安解消の方法（ゼン部分）」を組み合わせ、その組み合わせを習慣化していくことで不安を和らげることを勧めています。あなたが「手指洗浄（イフ部分）」に際して同時、またすぐさま行えるゼン部分は、呼吸法のほか、「背伸び」「軽いストレッチ」「その場足踏み」など、その場で行いやすい内容に変更してもかまいません。

おわりに

本書の最初に述べたように、ヤング中高年のみなさんはこれまで十分にがんばってこられました。がんばってよい学校にいけばよい将来が待っている、がんばってスポーツをやっていれば推薦で学校に入学でき、将来はプロにもなれる。だからがんばりなさいと育てられ、まさにがんばれ、がんばれのオンパレードで「人びとを病むべく導きながら、健やかにと命じる」システムに乗っかってきたように思います。「ほどほどにがんばればいいんだよ」と言ってくれる人がいれば、競争もほどほどに楽しめるかもしれません。競争が過熱すると、自分の得にならないとやらないが、得になるとわかれば他人を押しのけてでもやる、こういう計算高い人が出てきます。自分が他人よりも光っていたいと願うのは当たり前のことです。しかし、それが他人の犠牲や迷惑のもとに達成されているとしたらどう考えるでしょうか。

「長くつ下のピッピ」の生き方に学ぶ

本書でヤング中高年のこころを考えていた時、からだもこころも行動にも、本来、私たちがあるべき姿はなんだろうかと考えることが多くありました。そんな時に、大人には少々生意気そうに見えるけれども、実は友人を大事にし、信義にあつい「長くつ下のピッピ」のことを思い出しました。

２００４年に早稲田大学で日本ストレスマネジメント学会年次大会の開催をお引き受けした際に、私の独断で使用したプログラムの表紙があります。以下は、プログラムの裏表紙に記載した文章です。

スウェーデンの古い物語、小さな、小さな町のはずれに建つ古ぼけた家に一人で住む女の子、「長くつ下のピッピ」は、今も世界中の子どもたちに愛される人気のキャラクターです。赤毛をぴんとはね上げ、顔はそばかすだらけ、左右で色の違うくつ下をはくピッピは、誰のまねもせずに、自然体でのびのびと生きています。人のまねをしない精神、人が持っているものを自分が持っていなくてもねたみもせず、また逆に自分だけが持っていてもおごりもしない彼女のおおらかな精神は、ストレスマネジメントにおいて幹となる基本的な生き方、考え方を示しているかもしれません。効率化や合理化が進む現代社会では、人はみな、何かの型にはめられ、その型に合わないことで抵抗のシグナルを発したり、逆に型にはまるように我慢した生活を続けています。そのため、生き方の不器用さが様々なストレス問題に発展していきます。良いところ、悪いところ、自分のあるがままを自分として受け入れ、他人や社会の変化となんとか折り合いをつけて行く生き方の選択がストレスマネジメントに求められています。大人にとっては、一見、不道徳な行いをするピッピですが、実は、信義にあつく、友情に富んだ愛すべき人物であり、第3回大会の表紙に相応しいキャラクターであると考えました。行動することをいとわない子ども、成果を先に計算することなくおもしろいと思って何かをやる子ども、そういう子どもを育てることが、私たちが願いとする子ども像なのかなと思い始めています。

ヤング中高年は、世の中のしがらみにどっぷりと浸かってはいますが、少しでもピッピ精神を持てば、こころの安寧が保てそうです。

最後に——いまに集中する

コロナの感染状況が思うように収束せず、私たちはほぼ3年間、感染の危険にさらされながら不安な毎日を送っています。経済の疲弊が進み、もとの生活にもどるための出口戦略が模索されています。しかし、オミクロン株をはじめ、新たな変異株の出現や感染経路の変化など、今後も不自由な生活は続きそうです。こういう時に、私たちは、これができなかった、あれができなかったと、生きがいややりがいを感じることができた出来事が中止になったり、延期になったりしたことを悔やみます。

入学して1年を経た学生が休学の相談で連絡をとってきました。大学の研究室で彼女と面談をしていると、自分が思い描いていた学生生活と違う、授業はオンデマンドばかり、サークル活動もない、友人もできない、留学もできない、そのため1年間休学してやり直したいということでした。若い人が思い描いていた学生生活をコロナの蔓延によって打ち砕かれ、悲しい想《おも》いに暮れている様子が伝わってきます。思わずやさしい言葉をかけたい気持ちになりました。でも、私の口から出た言葉は、「1年間休学して、その時にまだコロナの感染が収まっていなかったらどうするの?」でした。人生、あの時にああしておけばよかった、こうなっていればよかったと過去を振り返ってみたところで、過ぎ去った過去はもとにはもどりません。この学生が将来、あの時こういうことがあったな、ひどかったなと思い出すこともあるでしょう。過去に執着すれば、いまがありません。逆に、未来はコロナの感染拡大やロシアのウクライナ侵攻のように、なにが起こるかまるでわかりません。未来を予測することは占いに似て、占いの内容が希望に沿っていれば安心し、そうでなければ不安が高まります。なにが起こるかわからない将来についてあまり考え込まないこともストレスを溜めないために重要です。

ではどうすればよいでしょうか。それは、過去にとらわれず、将来についてあまり深く考えないでいくらか楽観しながら、いまの生活に集中して生きることしかありません。いまの生活の中で、仕事なり趣味なり家族との生活なりをいかに楽しく充実させるか、これがメンタルヘルスをよい状態に保つ工夫ではないでしょうか。ヤング中高年のみなさんの人生においては、これからもさまざまな出来事が起こり、つまずいたり、駆け上がったりすることでしょう。そういう時、勝っておごらず、負けてねたまずのピッピ精神で人生を充実させていってください。

最後に、1次予防の全体的予防戦略、すなわち症状の有無、リスクの高低に関わりなく、職域ですべての人々を対象に介入を行う予防戦略では、情報提供以上の介入が行われているわけではありません。その理由として、もともとメンタルヘルスの指標に異常が見られない対象者に1次予防的介入を実施したとしても、指標の改善効果が確認できないことがあげられます。つまり、全体的予防戦略では、もともと自覚症状がないために、問題を抱えていない人たちの予防効果について、従来のメンタルヘルスを測定する尺度で確認することに意味がないということです。そのため、直接のメンタルヘルスの指標への効果よりもむしろ、メンタルヘルス向上や気分不調の改善・回復に資する行動の実施状況を評価指標にする必要があります。

メンタルヘルス問題における悩ましい問題は、当人が気分の重さを訴え、まわりの人も気がつき、専門家に委ねられる段階では、すでに深刻な状態に陥っており、そこからの回復が思うように進まないことです。近年、職域ではストレスチェック制度の導入と併せて、相談サービスや具体的対策も充実してきたものの、メンタルヘルスに関する対策は、依然として2次・3次予防が中心です。そのため、具体的で効果が期待できる1次予防対策が求められていることは言うまでもありません。「こころのABC活動」をはじめとするメンタルヘルス・プロモーションは、ポジティブ・メンタルヘルスを強化し、まさにメンタルヘルス問題の1次予防として期待されます。プリベンション（予防）がメンタルヘルス不調における「転ばぬ先の杖《つえ》」の役割を担い、プロモーション（促進）はプリベンションを超えて「転ばぬ先の杖いらず」を目指すものです。みなさんの職場や学校でメンタルヘルス・プロモーション活動を行おうと計画されている方がいらっしゃれば、どうぞご相談ください。

最後になりますが、編集の金井田亜希さんには本書の起案から内容の整理、文章の表現に至るまで辛抱強く見守っていただきました。ここにこころより感謝いたします。

主要参考・引用文献一覧

第1章

厚生労働省「令和2年『労働安全衛生調査（実態調査）』の概況」２０２１年　https://www.mhlw.go.jp/toukei/list/r02-46-50_gaikyo.pdf

Farrand, P., Taylor, A., Greaves, C., & Pentecost, C. (2013). BAcPAc: Actively beating depression, Get Active Feel Good! University of Exeter Medical School

Dishman, R.K. (2001). The problem of exercise adherence: Fighting sloth in nations with market economies. *Quest*, 53, 279-294.

Sallis, J.F., Hovell, M.F. & Hofstetter, C.R. (1992). Predictors of adoption and maintenance of vigorous physical activity in men and women. *Preventive Medicine*, 21(2), 237-251.

第2章

厚生労働省「労働安全衛生調査（実態調査）令和2年　特別集計」「ストレスチェック制度の実施状況」２０２０年　https://www.mhlw.go.jp/content/11303000/000805299.pdf

Furukawa, T., Kawakami, N., Saitoh, M., Ono, Y., Nakane, Y., Nakamura, Y., ...Kikkawa, T. (2008). The performance of the Japanese version of the K6 and K10 in the World Mental Health Survey Japan. *International Journal of Methods in Psychiatric Research*, 17(3), 152-158.

ストレス・災害時こころの情報支援センター「国民生活基礎調査・K６」「K６説明」２０２１年　https://saigai-kokoro.ncnp.go.jp/pdf/K6setsumei.pdf（２０２２年３月26日閲覧）
厚生労働省「労働者の心の健康の保持増進のための指針」２０１５年　https://www.mhlw.go.jp/hourei/doc/kouji/K151130K0020.pdf（２０２２年３月22日閲覧）
厚生労働省「精神疾患のデータ」「知ることから始めよう　みんなのメンタルヘルス」２０１９年　https://www.mhlw.go.jp/kokoro/speciality/data.html（２０２２年３月26日閲覧）
独立行政法人　労働政策研究・研修機構「国内労働情報２０１６」「第２回日本人の就業実態に関する総合調査」（第１分冊　本編・第２分冊　就業者データ編）、２０１６年　https://www.jil.go.jp/kokunai/reports/report007.html（２０２２年３月26日閲覧）
Jorm, A.F., & Griffiths, K.M. (2006). Population promotion of informal self-help strategies for early intervention against depression and anxiety. *Psychological Medicine*, 36 (1), 3-6.
竹中晃二「メンタルヘルスケア入門～いまこそ予防措置に目を向けるとき～」（特集〝メンタルヘルス〟緊急事態！―コロナ禍の医療機関のメンタルヘルスケア）『月刊保険診療』76巻７号、２０２１年７月号、３～11ページ
日本学術会議第７部予防医学研究連絡委員会「次世代の健康問題と予防医学の将来展望」２０００年　https://www.scj.go.jp/ja/info/kohyo/17htm/1763z.html（２０２２年３月26日閲覧）
Compton, M.T. & Shim, R.S. (2020). Mental illness prevention and mental health promotion:When,Who, and How. Psychiatric Services, 71, 981-983.

Gordon, Jr., R.S. (1983). An operational classification of disease prevention. *Public Health Reports*, 98, 107–109.

O'Loughlin, K., Althoff, R.R., & Hudziak, J.J. (2017). Health promotion and prevention in child and adolescent mental health. IACAPAP Textbook of Child and Adolescent Mental Health. INTRODUCTION. Chapter A. 14. 1-25.

Mrazek, P.J. & Haggerty, R.J. (1994). *Reducing Risks for Mental Disorders: Frontiers for Preventive Intervention Research*. Washington DC; National Academies Press.

National Research Council and Institute of Medicine Committee (2009)

Compton, M.T. & Shim, R.S. (2020). Mental illness prevention and mental health promotion: When, Who, and How. *Psychiatric Services*, 71, 981-983.

Barry, M.M. (2001). Promoting positive mental health: Theoretical frameworks for practice. *International Journal of Mental Health Promotion*, 3(1), 25-34.

Keyes, C.L.M. (2002). The mental health continuum: from languishing to flourishing in Life. *Journal of Health and Social Behavior*, 43(2), 207-222.

Huppert, F.A. (2014). The State of wellbeing science: concepts, measures, interventions, and policies. In In F.A. Huppert and C.L. Cooper (Ed.). Interventions and policies to enhance wellbeing pp. 1-49 John Wiley & Sons.

Chowdhury, M.R. (2019). What is the Mental Health Continuum Model?, https://positivepsychology.

com/mental-health-continuum-model/

Haeffel, G.J. & Vargas, I. (2011). Resilience to depressive symptoms: The buffering effects of enhancing cognitive style and positive life events. *Journal of Behavior Therapy and Experimental Psychiatry*, 42 (1), 13-18.

Donovan, R.J. & Anwar-McHenry, J. (2015). Chapter 11: Promoting mental health and wellbeing in individuals and communities: the 'Act-Belong-Commit' campaign In Wymer, W. (Ed), *Innovations in Social marketing and Public Health Communication: Improving the Quality of Life for Individuals and Communities*. Springer.

第3章

Matheny, K.B., Aycock, D.W., & McCarthy, C.J. (1993). Stress in school-aged children and youth. *Educational Psychology Review*, 5, 109-134.

太田信夫（監修）・竹中晃二（編集）『健康心理学』（シリーズ心理学と仕事12）、北大路書房、２０１７年

海保博之（監修）・竹中晃二（編）『運動と健康の心理学』（朝倉実践心理学講座９）、朝倉書店、２０１２年

竹中晃二・岡浩一朗「健常タイプA者における長期的有酸素運動の効果に関する研究―心臓自律神経機能および質問紙による評価」『健康心理学研究』11巻1号、１９９８年６月、48～56ページ

竹中晃二「運動を用いたメンタルヘルスへの支援」（特集　メンタルヘルスへの支援）『教育と医学』50

（7）、2002年7月、76〜83ページ

第4章

文部科学省初等中等教育局児童生徒課「平成29年度児童生徒の問題行動・不登校等生徒指導上の諸課題に関する調査結果について」2018年　https://www.mext.go.jp/b_menu/houdou/30/10/__icsFiles/afieldfile/2018/10/25/1410392_1.pdf#page=12（文部科学省が調査した校内暴力の発生件数の推移を含む）

文部科学省「外傷体験とは」「在外教育施設安全対策資料【心のケア編】」第2章Ⅲ、2003年　https://www.mext.go.jp/a_menu/shotou/clarinet/002/003/010/005.htm

竹中晃二・冨永良喜共編『日常生活・災害ストレスマネジメント教育―教師とカウンセラーのためのガイドブック』サンライフ企画、2011年

一般社団法人　日本内科学会「災害時の不安対応と心理的応急処置ＰＦＡ（サイコロジカル・ファーストエイド）」2017年　https://www.naika.or.jp/saigai/saigai2016/saigai2016_6/

O'Connell, M.E., Boat, T., & Warner, K.E. (2009). *Preventing mental, emotional, and behavioral disorders among young people: Progress and possibilities*. Washington, DC: National Academies Press, p. 66.

Donovan, R.J. & Anwar-McHenry, J. (2015). Chapter 11: Promoting mental health and wellbeing in individuals and communities: the 'Act-Belong-Commit' campaign In Wymer, W. (Ed), *Innovations in Social marketing and Public Health Communication: Improving the Quality of Life for Individuals and Communities*. Springer.

Friedli, L., Oliver, C., Tidyman, M. et al. (2007). Mental health improvement: evidence based messages to promote mental wellbeing. NHS Health Scotland.

Canadian Population Health Initiative (2009). Improving the Health of Canadians: Exploring Positive Mental Health.

Donovan, R.J., Henley, N., Jalleh, G., et al. (2006). The impact on mental health in others of those in a position of authority: a perspective of parents, teachers, trainers and supervisors. *Australian e-Journal for the Advancement of Mental Health*, 5(1), 1-7.

Donovan, R.J. & Anwar-McHenry, J. (2014). Act-Belong-Commit: Lifestyle Medicine for Keeping Mentally Healthy. *American Journal of Lifestyle Medicine*, DOI: 10.1177/1559827614536846

Jalleh, G., Donovan, R., & Lin, C. (2015). Evaluation of the Act-Belong-Commit Mentally Healthy WA Campaign: 2014 Survey Data. Healthway, Curtin University of Technology, Centre for Behavioural Research in Cancer Control.

Donovan, R.J. & Anwar-McHenry, J. (2015). Chapter 11: Promoting mental health and wellbeing in individuals and communities: the 'Act-Belong-Commit' campaign. In Wymer, W. (Ed), *Innovations in Social marketing and Public Health Communication: Improving the Quality of Life for Individuals and Communities*. Springer.

Laws, A., James, R., & Donovan, R.J. (2008). Implementing the Act-Belong-Commit Pilot Campaign:

Lessons from the participating towns. Mentally Healthy WA. Curtin University of Technology, pp. 1-13.

Donovan, R.J., James, R., Jalleh, G. et al. (2006). Implementing mental health promotion: The Act-Belong-Commit mentally healthy WA campaign in western Australia. *International Journal of Mental Health Promotion*, 8(1), 33-42.

Donovan, R.J., James, R., & Jalleh, G. (2007). Community-based social marketing to promote positive mental health: the Act-Belong-Commit campaign in rural Western Australia. In Hastings, G. (ed.), *Social marketing*. Why should the Devil have all the best tunes? Oxford: Elsevier, pp. 336-343.

竹中晃二・上地広昭・島崎崇史（早稲田大学応用健康科学研究室）「こころのＡＢＣ活動実践ワークブック」サンライフ企画、２０１５年

竹中晃二・島崎崇史（早稲田大学応用健康科学研究室）「メンタルヘルス問題の予防活動：こころのＡＢＣ活動」サンライフ企画、２０１６年

島崎崇史・李氤華・小沼佳代ほか「一次予防を目的としたメンタルヘルスプロモーション行動に関する研究—行動の抽出および評価尺度の構成」『ストレスマネジメント研究』11(2)、２０１５年、99〜１１３ページ

竹中晃二「できることから始めてみる『こころのメタボ』退治」「早稲田ウィークリー」２０１６年 https://www.waseda.jp/inst/weekly/feature/2016/11/04/18673/（２０２２年3月26日閲覧）

竹中晃二「試験・恋愛・就活…日頃のストレスを和らげよう」「早稲田ウィークリー」２０１６年

https://www.waseda.jp/inst/weekly/feature/2016/10/31/18298/
竹中晃二「『なんとなく憂うつ』現代メンヘラ処方箋」「WASEDA ONLINE」２０１７年 https://yab.yomiuri.co.jp/adv/wol/opinion/society_170619.html（２０２２年３月26日閲覧）
竹中晃二「メンタルヘルス・プロモーション―ポジティブな心を育てる―」「クリエイティブ房総」第96号、２０１８年、８～13ページ
Seligman, M.E.P., Ernst, R.M., Gillham, J. et al. (2009). Positive education: Positive psychology and classroom interventions. *Oxford Review of Education*, 35(3), 293-311.
Eakman, A.M., Carlson, M.E., & Clark, F.A. (2010). The meaningful activity participation assessment: A measure of engagement in personally valued activities. *The International Journal of Aging and Human Development*, 70(4), 299-317.
Eakman, A.M. (2014). A prospective longitudinal study testing relationships between meaningful activities, basic psychological needs fulfillment, and meaning in life. *OTJR Occupation, Participation and Health*, 34(2), 93-105.
Farrand, P., Pentecost, C., Greaves, C. et al. (2014). A written self-help intervention for depressed adults comparing behavioural activation combined with physical activity promotion with a self-help intervention based upon behavioural activation alone: study protocol for a parallel group pilot randomised controlled trial (BAcPAc). *Trials*, 15, https://trialsjournal.biomedcentral.com/articles/10.1186/1745-6215-15-196

Sin, N.L., Graham-Engeland, J.E., Ong, A.D., & Almeida, D.M. (2015). Affective reactivity to daily stressors is associated with elevated inflammation. *Health Psychology*, 34(12), 1154-1165.

Gordon, R., McDermott, L., Stead, M. et al. (2006). The effectiveness of social marketing interventions for health improvement: what's the evidence? *Public Health*, 120(12), 1133-1139.

Evans, W.D., Blitstein, J., Vallone, D. et al. (2015). Systematic review of health branding: growth of a promising practice. *Translational Behavioral Medicine*, 5(1), 24-36.

第5章

Jorm, A.F. (2012). Mental health literacy: empowering the community to take action for better mental health. *American Psychologist*, 67(3), 231-243.

竹中晃二「メンタルヘルス問題の予防に果たす自助方略の役割」（特集　働き方の変化と労働安全衛生）『労働安全衛生研究』12（３）、２０１９年、１３５～１４４ページ

Jorm, A.F., & Griffiths, K.M. (2006). Population promotion of informal self-help strategies for early intervention against depression and anxiety. *Psychological Medicine*, 36(1), 3-6.

竹中晃二・野田哲朗・山蔦圭輔・松井智子「気分症状改善・回復のための自助方略の検討――デルファイ法を用いた調査――」『Journal of Health Psychology Research』33（２）、２０２１年、１２５～１３６ページ

竹中晃二「メンタルヘルス不調の予防を目的としたセルフケア活動実践のすすめ」（特集　看護職のセルフ

ケア）『看護』73（12）、２０２１年、76～81ページ
竹中晃二・上地広昭・吉田椋「イフ・ゼン・プランを用いたメンタルヘルス・プロモーション活動の行動変容介入：準実験的研究」『Journal of Health Psychology Research』33（２）、２０２１年、67～79ページ
竹中晃二・上地広昭・綾田千紘「教員における仕事関連イベントが誘発する気分不調の改善―イフ・ゼン・プランの適用―」『ストレスマネジメント研究』16（２）、２０２０年、20～33ページ
Farrand, P., Pentecost, C., Greaves, C., Taylor, R.S., Warren, F., Green, C., Hillsdon, M., Evans, P., Welsman, J., & Taylor, A.H. (2014). A written self-help intervention for depressed adults comparing behavioural activation combined with physical activity promotion with a self-help intervention based upon behavioural activation alone: study protocol for a parallel group pilot randomised controlled trial (BAcPAc). *Trials*, 15(196), doi: 10.1186/1745-6215-15-196
竹中晃二・上地広昭・Ong Wei Ling・宮南百花「メンタルヘルス強化を目的とした『意味がある活動』の実践―その内容と行動変容に関わる情報―」２０２２年（未発表資料）
Cruyt, E., De Vriendt, P., De Letter, M., Vlerick, P., Calders, P., De Pauw, R., Oostra, K., Rodriguez-Bailón, M., Szmalec, A., Merchán-Baeza, J.A., Fernández-Solano, A.J., Vidaña-Moya, L., & Van de Velde, D. (2021). Meaningful activities during COVID-19 lockdown and association with mental health in Belgian adults. BMC Public Health, https://bmcpublichealth.biomedcentral.com/articles/10.1186/s12889-021-10673-4

Cohen, D.B., Luck, M., Hormozaki, A., & Saling, L.L. (2020). Increased meaningful activity while social distancing dampens affectivity; mere busyness heightens it: Implications for well-being during COVID-19. PLOS ONE, https://doi.org/10.1371/journal.pone.0244631

竹中晃二・上地広昭「新型コロナウイルス感染症の感染拡大に伴う高齢者の生活：ミーニングフル・アクティビティティの推奨」『特定非営利活動法人 日本健康運動指導士会 会報』２０２１年１月号、３～９ページ

Mechanick, J.I. & Kushner, R.F. (eds.) (2016). *Lifestyle Medicine: A Manual for Clinical Practice*. Cham, Switzerland: Springer Nature. pp. 9-15.

Piotrowski, M.C., Lunsford, J., & Gaynes, B.N. (2021). Lifestyle psychiatry for depression and anxiety: Beyond diet and exercise. *Lifestyle Medicine*, 2(1), e21.

Sarris, J., O'Neil, A., Coulson, C.E., Schweitzer, I., & Berk, M. (2014). Lifestyle medicine for depression. BMC psychiatry, 14(1): 107, 1-13.

Velten, J., Lavallee, K.L., Scholten, S., Meyer, A.H., Zhang, X.C., Schneider, S., & Margraf, J. (2014). Lifestyle choices and mental health: a representative population survey. BMC psychology, 2(1): 58, 1-11.

Hidaka, B.H. (2012). Depression as a disease of modernity: explanations for increasing prevalence. *Journal of Affective Disorders*, 140(3), 205-214.

National Institute for Health and Care Excellence (2013). Mental wellbeing of older people in care

homes., https://www.nice.org.uk/guidance/qs50/chapter/quality-statement-1-participation-in-meaningful-activity（２０２２年３月15日閲覧）
Sonnentag, S. & Fritz, C.（2007）. The recovery experience questionnaire: Development and validation of a measure for assessing recuperation and unwinding from work. *Journal of Occupational Health Psychology*, 12（3）, 204-221.
Sonnentag, S., Binnewies, C., & Mojza, E.（2008）. “Did you have a nice evening?” A day-level study on recovery experiences, sleep, and affect. *Journal of Applied Psychology*, 93（3）, 674-684.

第6章

竹中晃二「メンタルヘルス・プロモーション：その普及啓発」（特集　ポジティブ心理学によるストレスマネジメントの可能性）『ストレス科学』32（４）、２０１８年、３１３～３２２ページ
島崎崇史・李氤華・小沼佳代・飯尾美沙・竹中晃二「一次予防を目的としたメンタルヘルス・プロモーション行動に関する研究—行動の抽出および評価尺度の構成」『ストレスマネジメント研究』11（２）、２０１５年、99～１１３ページ
Gollwitzer, P.M.（1999）. Implementation intentions: Strong effects of simple plans. *American Psychologist*, 54（7）, 493-503.
Gollwitzer, P.M., & Sheeran, P.（2006）. Implementation intentions and goal achievement: A meta-analysis of effects and processes. *Advances in Experimental Social Psychology*, 38, 69-119.

Watkins, E.R. (2018). Counterconditioning the ruminative habit: Generation If-then plans. In *Rumination-Focused Cognitive-Behavioral Therapy for Depression*. 149-153. New York: The Guilford Press.
竹中晃二・上地広昭・綾田千紘「教員における仕事関連イベントが誘発する気分不調の改善—イフ・ゼン・プランの適用」『ストレスマネジメント研究』16(2)、２０２０年、20〜33ページ
竹中晃二・上地広昭・吉田椋「イフ・ゼン・プランを用いたメンタルヘルス・プロモーション活動の行動変容介入：準実験的研究」『Journal of Health Psychology Research』33(2)、２０２１年、67〜79ページ

第7章

Mok, K., Donovan, R., Hocking, B., Maher, B., Lewis, R., & Pirkis, J. (2016). Stimulating community action for suicide prevention: findings on the effectiveness of the Australian R U OK? Campaign. *International Journal of Mental Health Promotion*, 18(4), 213-221.
竹中晃二・上地広昭・Ong Wei Ling・石川菜々子・佐藤ちはる「感情調整および行動変容技法を用いたパワハラ防止リーフレットの開発」『ストレスマネジメント研究』18巻1号、２０２２年、35〜41ページ
全国健康保険協会「全国健康保険協会管掌健康保険現金給付受給者状況調査報告」２０１９年度　https://www.kyoukaikenpo.or.jp/file/2020090501.pdf（２０２２年３月27日閲覧）
厚生労働省「ハラスメントの定義」「ハラスメント基本情報」２０１５年　https://www.no-harassment.

mhlw.go.jp/foundation/definition/about（２０２２年４月３日閲覧）
厚生労働省「パワーハラスメントの定義について」２０１８年　https://www.mhlw.go.jp/content/11909500/000366276.pdf（２０２２年４月３日閲覧）
Chapman, R.A., Shedlacka, K.J., & France, J. (2006). Stop-Think-Relax: An Adapted Self-Control Training Strategy for Individuals with Mental Retardation and Coexisting Psychiatric Illness. *Cognitive and Behavioral Practice*. *13*, 205-214.
Rozendaal, E., Lapierre, M.A., van Reijmersdal, E.A., & Buijzen, M. (2011). Reconsidering advertising literacy as a defense against advertising effects. *Media Psychology*, 14(4), 333-354.
Bridges, B. (1990). Stop, relax & think: A game to help impulsive children think before they act. Available from Global Video DBA, Childswork/Childsplay, 135 Dupont Street, P.O. 9120, Plainview, NY 11803.

竹中晃二（たけなか　こうじ）

一九五二年生まれ。早稲田大学人間科学学術院教授。Doctor of Education（ボストン大学）、博士（心理学）（九州大学）。早稲田大学教育学部卒業、ボストン大学大学院修士・博士課程修了。専門は健康心理学、応用健康科学。著書に『ストレスマネジメント――「これまで」と「これから」――』『アクティブ・ライフスタイルの構築：身体活動・運動の行動変容研究』など多数。

ヤング中高年《ちゅうこうねん》 人生《じんせい》100年時代《ねんじだい》のメンタルヘルス

二〇二二年九月二二日 第一刷発行

集英社新書一一三一I

著者……竹中晃二《たけなかこうじ》

発行者……樋口尚也

発行所……株式会社集英社

東京都千代田区一ツ橋二-五-一〇　郵便番号一〇一-八〇五〇

電話　〇三-三二三〇-六三九一（編集部）

〇三-三二三〇-六〇八〇（読者係）

〇三-三二三〇-六三九三（販売部）書店専用

装幀……原　研哉

印刷所……大日本印刷株式会社　凸版印刷株式会社

製本所……ナショナル製本協同組合

定価はカバーに表示してあります。

ISBN 978-4-08-721231-0 C0230

Printed in Japan

a pilot of wisdom

集英社新書　好評既刊

駒澤大学仏教学部教授が語る　仏像鑑賞入門
村松哲文　1120-D
仏像の表情の変遷から、仏様の姿勢・ポーズ・着衣・持ち物の意味までを解説する仏像鑑賞ガイドの新定番。

いまを生きるカント倫理学
秋元康隆　1121-C
現代社会での様々な倫理的な問題、その答えは「カント」にある。「今」使える実践的なカント倫理学とは。

「黒い雨」訴訟
小山美砂　1122-B
原爆投下直後、広島に降った「黒い雨」。国が切り捨てた被ばく問題、その訴訟の全容を初めて記録する。

「名コーチ」は教えない　プロ野球新時代の指導論
髙橋安幸　1123-H
新世代の才能を成長へ導く、「新しい指導方法」。6人のコーチへの取材から、その内実が詳らかになる。

アフガニスタンの教訓　挑戦される国際秩序
山本忠通／内藤正典　1124-A
元国連事務総長特別代表と中東学者が、タリバンが復権したアフガン情勢の深層、日本の外交姿勢を語る。

不登校でも学べる　学校に行きたくないと言えたとき
おおたとしまさ　1125-E
近年勃興する不登校の子ども向けの「学校」を徹底取材。自分に合った学習スタイルを見つけるための必読書！

差別は思いやりでは解決しない　ジェンダーやLGBTQから考える
神谷悠一　1126-B
なぜ差別は「思いやり」の問題となり、議論が進まないのか？　その構造を理解し、制度について考察する。

「推し」の科学　プロジェクション・サイエンスとは何か
久保（川合）南海子　1127-G
「推す」という行為は認知科学の最新概念「プロジェクション」で説明できる。人間ならではの知性を紐解く。

原発再稼働　葬られた過酷事故の教訓
日野行介　1128-A
福島第一原発事故から一〇年超。ハリボテの安全規制と避難計画を看板に進む原発再稼働の実態を告発する。

北朝鮮とイラン
福原裕二／吉村慎太郎　1129-A
「悪の枢軸」と名指された北朝鮮とイラン。両国の「素顔」を知悉する専門家がその内在的な論理に肉迫する。

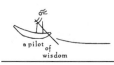